Focusing-Oriented Art Therapy

聚焦取向艺术治疗

——通向身体的智慧与创造力

［美］Laury Rappaport　著

叶文瑜　译

中国轻工业出版社

图书在版编目（CIP）数据

聚焦取向艺术治疗：通向身体的智慧与创造力／（美）
劳里·拉帕波特（Laury Rappaport）著；叶文瑜译. —北京：
中国轻工业出版社，2019.10（2023.9重印）

ISBN 978-7-5184-2357-6

Ⅰ. ①聚⋯　Ⅱ. ①劳⋯　②叶⋯　Ⅲ. ①艺术－应用－
精神疗法　Ⅳ. ①R749.055

中国版本图书馆CIP数据核字（2019）第011428号

版权声明

责任编辑：戴　婕　　　文字编辑：唐　淼　王雅琦
策划编辑：阎　兰　　　责任终审：杜文勇
责任校对：刘志颖　　　责任监印：吴维斌

出版发行：中国轻工业出版社（北京东长安街6号，邮编：100740）

印　　刷：三河市鑫金马印装有限公司

经　　销：各地新华书店

版　　次：2023年9月第1版第3次印刷

开　　本：710×1000　1/16　印张：16.75

字　　数：128千字

书　　号：ISBN 978-7-5184-2357-6　定价：68.00元

读者热线：010-65181109，65262933

发行电话：010-85119832　传真：010-85113293

网　　址：http://www.chlip.com.cn　http://www.wqedu.com

电子信箱：1012305542@qq.com

如发现图书残缺请拨打读者热线联系调换

181222Y2X101ZYW

聚焦取向疗法（Focusing-Oriented Therapy，简称"聚焦"）是著名的以人为中心疗法现代发展的重要分支之一，也曾被称为体验取向疗法。美国著名的哲学家和心理学家简德林博士在 1980 年正式创立经典聚焦之后，聚焦便进一步向前发展，聚焦取向心理治疗、梦的聚焦、儿童聚焦、全身聚焦、内在关系聚焦、区域聚焦、社区工作聚焦、交互聚焦等新的形式也相续被发展出来，极大地丰富了人本心理学取向疗法的理论、实践与运用。聚焦取向艺术治疗便是在这样的背景下，发展出来的一种整合了聚焦取向和艺术取向这两种工作方式的心理疗法。

艺术是人类在远古时期就使用来表达内心体验的方式，在全球各地的岩画、石刻遗存中保留了许多记录。艺术不同于人类重视的另一个面向——语言——的表达。现代婴儿心理发展研究发现，前语言期对人类心理形成具有十分重要的作用，甚至这些前语言期的因素在一个人成年之后，还是会受到前语言期心理组织的影响。从所谓的前语言期到语言期，我们与世界的沟通和接触会使用许多声音、色彩、象征等表达形式。所以艺术取向心理治疗，包括绘画、黏土、手工艺、舞蹈、沙盘等，都类似前语言期的表达的发展，在不同程度上协助了来访者被压抑的感受或意感（felt meaning）的表达和发展，并且在表达和发展过程中完成了体验的艺术性创造。艺术的失败，就是美的失败，也是一个人生活的失败。我们之所以与没有生命的物体是有区别的，就在于我们的生命具有对美的追求，或者说具有体验表达的需要，这种需要不但在语言上被表达、创造出来，同时也以非语言的艺术这种表达方式创造出来。艺术取向的工作在聚焦之道的协助下，可以让人发现自己更完整的生命意义，即我们的心灵和肉身并不是那么截然分裂的，心身是一体而运作的。当我们在以艺术取向工作的同时，我们发现身体是一起加入工作并给予我们信息和智慧的，所以如果在艺术取向这样的工作中加入身体的深度，那么我们就以一种更完整的生命形式在创造自己。这种交叉是一种具有巨大能量和动力的形式。

《聚焦取向艺术治疗》是反映聚焦取向疗法重要发展的一本经典专著。2011 年我与作者劳里在美国相遇。她是一位十分有魅力的女士，同时也十分有能力，她在美国的工作坊现场运用艺术聚焦带领三四百人进行聚焦活动。之后，我们也多次见面交流。让我感受到了她在运用聚焦时刻的艺术性，以及这种艺术性在她个人气质中的体现。她在这本书中完成了艰巨的任务：不仅对聚焦理论、艺术治疗理论进行了介绍，还在实务方面提供了很丰富和很完整的实践技术说明，并且都配合了具有指导意义的案例。本书可以使读者更清晰地理解艺术取向聚焦疗法的精髓。

2010 年我就知道《聚焦取向艺术治疗》出版了，但由于当时因缘不聚，而没有组织翻译。2015 年，心理咨询师叶文瑜女士与我谈及此书的翻译，由于她在加拿大的聚焦以及艺术疗法受训的背景以及语言能力，我觉得此书的翻译和出版因缘已经备齐，因此与万千心理编辑沟通后决定翻译出版此书，并由叶文瑜女士担任译者。

聚焦取向心理疗法自 2008 年被引进中国，至今已经十一年。近年来聚焦在中国发展得十分蓬勃，除了简德林博士创立的经典聚焦训练外，聚焦的多种当代发展分支训练也进入中国，在心理咨询界引起更多的关注。艺术取向聚焦也由日本聚焦训练师传入中国，同时也有国内的聚焦师去欧美学习了不少内容。本书对于聚焦取向心理咨询师、人本取向心理咨询师、艺术取向心理咨询师、精神科医生、社会工作者等而言都是十分有价值的作品，我非常推荐。

国际聚焦学会聚焦取向心理疗法（FOT）训练协调员、考核官

徐钧

通过身体和艺术，探寻真实

2012 年，我在加拿大蒙特利尔参加一个家庭治疗系统培训的中级课程，于此之前，我对心理治疗中身体维度的观察和自我觉察是毫无经验的。而那次课程的培训老师马克·沃林恩（Mark Wolynn）通过观察来访者在面对母亲意象时呼吸的深浅、频率和节奏，以及身体坐姿的特征，便判断出她的创伤发生于很早期，可能是才几个月大，而来访者当场便给予回应，说自己出生后就被放到新生儿保育箱，历时两周。马克老师将身体维度的工作融合进家庭治疗所产生的治疗深度，带给我很大的震撼。他的课程让我突然意识到，在多年寻求心理健康和疗愈的路途中，我却把自己生命最基本的依托——身体——给遗忘了。

那年冬天，在大雪还覆盖整座蒙特利尔城时，我又加入了一个非常温暖的工作坊——音乐治疗。也许是因为有音乐的存在，大家无须刻意地彼此热络、焦虑于社交。很多带有印第安文化元素的乐曲，帮助我们和广袤的土地建立了连接，我想正是这种来源于土地的稳定和扎实，让大家的身体逐渐有了扎根的感觉，才能够慢慢放松下来，彼此靠近、看见和被看见。

第二周的工作坊，老师提出要让大家体验舞动治疗的流派之一，真实的移动（Authentic Movement），只不过可以将声音的元素加进来。氛围有些紧张起来，因为要在大团体跟前直面自己内在的体验，还要通过身体去表达出来，想想都是不容易的。直到一半多的学员都体验完了，我才鼓起勇气，站到圈子中间。很多双眼睛盯着自己，身体要如何真实地舞动，而非来自头脑的指令？闭上眼睛，等待身体的愿望，来带领自己。有意思的是，当我的关注力从头脑转移到身体时，所有关于如何表达的想法和焦虑，都不见了。我的身体内部很自然地便有信息，促发身体去慢慢地移动。整个过程像水一般，是流动的，是不受头脑掌控的。

随着身体的变化，我发现自己跪到了地上，双手慢慢向前方延伸。内在有个自我觉察的部分在观察着自己身体的移动，只是，当我的身体呈现这个姿势时，内部突然有一股强烈的悲伤翻涌而上，眼泪完全无法抑制地流淌下来。在那个当下，我不知道发生了什么，我只感受到，那悲伤之情是如此真切而无法掩饰。渐渐地，双手向前延伸的姿势，在内部提醒我"妈妈"两个字，我大概了解到了其中的意味，但于彼时，无法让更多的理性和认知介入，因为太浓烈的情绪和悲伤底下深切的渴望，令我只能匍匐于地上抽噎了。整个团体非常的安静，只听见计算每个参与者十分钟时间的钟表所发出的滴答声。但团体成员充分的临在，和那个安静所给予的尊重，就像一个巨大的容器，容纳住了我因生命早期依恋关系的中断所突然呈现的创伤。

我的体验环节结束后，有一个团体成员回馈说，这整个过程非常"Authentic（真实）"。虽然说，工作坊前期的内容为团体创造了很安全和稳定的氛围，但身体能在这么短的时间内不受头脑和防御机制的影响，碰触、连接和呈现内部的真实，深深地让我震惊。

这两次课程的体验，促使我去寻找将身体维度和心理治疗紧密结合的治疗方法。来年春天，很有幸地，我找到并参加了加拿大聚焦治疗师帕特丽夏·蔓莉莎（Patricia Manessy）的聚焦入门课程，在她手把手的教导下，我学习和体验到了聚焦的基本方法。在课程中，她还融入绘画和舞蹈，带领大家更多元地体验和表达身心世界。她将本书的英文原版著作推荐给我时，我如获至宝。

本书作者劳里·拉帕波特博士幼年时便具有通过绘画，帮助自己回归内在，表达和理解精神世界的天赋才能。她经过几十年的摸索和实践，将艺术治疗和以身体为中心的聚焦疗法结合在一起，提供给我们很具独创性的聚焦取向艺术疗法。书中大量的临床个案记录，基本都以绘画表达为主，一开始，我还担心毫无绘画经验的自己，能否顺利地通过绘画去表达内在的聚焦过程。直到有一次，在聚焦的练习中，我又面临"内在批评"声音的挑战，再一次卡住了。当我困扰于如何进行下去时，我突然想起当时正在阅读的这本书，便试着活学活用起来。慢慢地，这个内在批评的部分，以非常形象生动的意象呈现于我的心中。它很像意大利罗马的"真言之口"，非常威严、令人生畏。但一点点与之沟通后，它的严厉和威严背后所包含的爱护和担心，甚至幽默的那一面，很令我惊喜地表露出来。聚焦结束后，我用简单的线条和色彩，把这个神似真言之口的内在批评部分画了出来，并粘贴到房间的墙壁上。劳里在其中一章节中提到过，她有时会把来访者在上一次治疗中所画的作品，特意呈现在办公室中。她认为，我们内部精神世界外化于画纸上的内容，能够更直观地告知我们，无论感受和境遇如何糟糕，我们内在也有非常积极、正向、却容易被忽略的部分；而有时，画作也能提醒我们，再痛苦和不堪的心理内容，都只是我们内在的一部分，无法代表我们的全部。这种将经由聚焦而获得的内部体验，通过艺术手段进行外化，并让我们观看到、被提醒到，本身便具有整合和疗愈的力量。我觉得这也是聚焦取向艺术疗法非常独特的精髓所在。

本书的后半部分有大量临床治疗和工作坊的案例记录，我拿到这本书，首先阅读的正是后半部分中——劳里给美国一所男子监狱所做的工作坊的内容。劳里记录道："当他们进来时，每个人都走向我，直视我的眼睛……当我们的眼神相遇时，我被他们脸上的庄重和尊严所深深触动——一种希望被看见和去看见的渴望。"而这个片段所记录的那时那刻，像有光辉一样，照亮了我的心。让我愿意花时间去翻译本书的最大动力，便是这一时刻所传递给我的光辉。一种蕴含于每一个人类的，哪怕是再疯狂、再边缘的群体的，灵魂深处最真实的渴望，以及尊严！

丹麦哲学家克尔凯敦尔在《致死的疾病》（*The Sickness unto Death*）中说道，"当我们不再否认真实的自己，绝望便消失了。"衷心地希望劳里·拉帕波特博士的这本著作，能助力大家寻找到、并连接于自我的真实，品尝到生命的丰盈和满足。

最后，特别要感谢徐钧老师对我翻译本书的支持和信任。还有万千心理的编辑阎兰和唐淼对翻译书稿的前后及整个过程诸多事宜耐心而细致的工作，谢谢！

叶文瑜

"劳里·拉帕波特的《聚焦取向艺术治疗》，构思巧妙，文笔出色，对任何精神卫生工作者都将有帮助。通过融合理论、练习和案例，作者很成功地达到了她的目标，即整合聚焦和艺术治疗，并将之应用于广大而多样的来访者群体。从她提供的练习方法和案例，可以看出她是一个很有天赋的治疗师，而她的写作也给予她机会，能和他人分享她极具创造力的才能。这是一本必读的专著。"

——Barbara F. Okun，博士，美国东北大学，哈佛医学院
著有《有效的帮助：心理治疗中的访谈和咨询技术、探索和连接》

"这是一本很有吸引力的著作，它的作者是此领域的实践者，也是经验丰富的老师，她长期研究的这门专业知识，早就应该为众人所知。她的工作为哲学层面上有着相似过程的聚焦和艺术治疗，提供了实践的基础。劳里·拉帕波特是一个善于表达的老师和坚定的艺术家。同时，作为一名治疗师，她精通于聚焦和艺术治疗两门专业。基于她的专业知识，劳里从一个很真实的现象学视野出发，如同有一根红线贯穿于全书在做引导一样，生动地呈现了内容如此丰富的著作。因此，这本书其实是和不同背景的治疗师们的对话。对艺术或聚焦有兴趣的广大从业者，都将能从她的贡献中获得帮助。"

——Paolo J. Knill，博士，DrHC，瑞士欧洲研究生院院长
与他人联合著有《表达性艺术治疗的原理和练习》
《灵魂的游吟诗人：表达性治疗的不同形态》

　　"拉帕波特博士以专业、易懂、有趣而细致的方式，带我们去了解聚焦取向艺术治疗，她不仅用方便读者理解的方式介绍了简德林的聚焦方法，还搭建起了聚焦和艺术治疗的桥梁。书中囊括了44种聚焦取向艺术治疗的练习方法，易于学习并有临床效用。拉帕波特博士的书适合初学者，以及那些和个体及团体一起工作的资深专业者。读者们将会发现，这本书能为他/她们的个人图书馆增添与众不同的、很有实践意义的、非常实用的内容。"

——Doris Arrington，医生，ATR-BC，

注册心理学家，美国那幕尔圣母大学名誉教授，

著有《家就是艺术所在的地方》

《艺术、焦虑和创伤：发展性问题的右脑干预》

　　"如今，神经科学和躯体治疗领域的快速发展，赋予了治疗界新的干预手段，劳里·拉帕波特的这本专著及时并充满激情地传达了这一信息。随着我们继续去理解大脑和情绪之间的关系，我们会发现感知觉的工作或'体会'，对复原和修复精神和灵性起着关键作用。拉帕波特给予了必需和全面的资源，来阐释为何将聚焦注入艺术治疗是很自然的整合过程，而两者的结合很具创造性，在治疗中使身心统合。每一位在自己工作中使用创造性方法的治疗师，都将从本书的智慧中获益。"

——Cathy A. Malchiodi，博士，ATR-BC，LPCC，

美国莱斯利大学创伤和丧失研究院硕士

著有《和创伤儿童工作的创造性干预方法》《艺术治疗手册》

《表达性治疗》《打破沉默：对来自暴力家庭的儿童的艺术治疗》

　　"《聚焦取向艺术治疗》对艺术治疗文献和练习方法，做出了巨大的贡献。劳里·拉帕波特向我们介绍了她深思熟虑而得的方法和哲理，而此方法基于身体的体会及身体天然和广大的未被认识的智慧。这本智性水平很高、同时又非常实用的著作，确立了拉帕波特在艺术治疗领域新兴引领者的地位，为

了领会我们这个学科的深度和广度，每个学生和艺术治疗师必须要阅读她的这本专著。"

——Shaun McNiff，美国莱斯利大学学院院长，教授

著有《心理治疗中的艺术》《艺术作为疗愈的药》

《艺术疗法：创造力如何治愈灵魂》《基于艺术的研究》

"读者能通过劳里·拉帕波特博士的书，获得聚焦和艺术治疗扎实的基础知识。而这本书又进一步转变了两者，呈现给我们聚焦是如何能在艺术治疗中起到作用，而艺术治疗又是如何详细阐释了聚焦的过程。本书有着大量的练习方法，以及来自治疗和工作坊的丰富案例，《聚焦取向艺术治疗》深深地潜入了生命的过程，它是一本非常成功的治疗实践著作。"

——Akira Ikemi，博士，日本关西大学临床心理学教授

美国聚焦学院认证的聚焦协调员和聚焦取向治疗师

致谢

　　虽然言语是线性的，但我的感谢在同一时间给予所有人。感谢简德林，他命名了体会，并用一生大部分的时间去写作、教学和鼓励其他人探索聚焦是如何与其他方法相结合的。我在心里保存着简德林的笑容和肯定——他总是对我的探索说"好的"。我也感谢玛丽·亨德里克·简德林和聚焦学院，一直在支持我去整合聚焦和艺术。Joan Klagsbrun，资深聚焦教师、协调员、我30多年的亲密朋友，为我打开了很多扇门，帮助我将聚焦和表达性治疗带到这个世界上来，在这本书成形的每一步，她都给予了肯定。

　　如果没有 Shaun McNiff、Paolo Knill、Norma Canner 和 Peter Rowan 等人很具启发性的指导及其友谊，我几乎不可能成为一个艺术治疗师和表达性艺术治疗师。Shaun——特别要感谢你，在本书的写作过程中，你以各种方式来支持我，并很耐心地回答我的问题。我还要感谢我另一位同事：Julia Byers，感谢她的同理心和信任；还有 Vivien Marcow-Speiser，建立新的培训项目，并邀请我教授聚焦；Susan Spaniol，分享和评论了我最初想写这本书的提议；以 及 Philip Speiser、Karen Estrella、Michele Forinash、Mitchell Kossak、Elizabeth McKim、Stan Strickland 等人给予我的非常丰富的思想交流。

　　我也感谢所有的来访者、学生、那些探索聚焦和表达性艺术的专业工作者们——你们帮助这本书成为现实。Terri-Halperin-Eaton、Sophie Glikson、Shelley Cushner Gardner，很感谢你们一直给我的指导和支持，阅读很多章节的草稿，并给出了非常珍贵的反馈。感谢 Jacob Morris 一直和我交流，提供他对本书的思考，给予我安慰、编辑上的建议以及他的同理心。

　　感谢我所有的同事，所给予我的建议、回馈、认可和支持，帮助我将这个创新的方法，带入艺术治疗、咨询和心理学、聚焦以及其他领域——他们是 Judy Rubin、Shaun、Michael Franklin、Akira Ikemi、Paolo、Cathy Malchiodi、Barbara Okun、Mako Hikasa、Maki Miyaki，还有我在那幕尔圣母大学的新同事们——Doris Arrington、Richard Carolan、Arnell Etherington、Carolee Stabno、Gwen Sanders，以及其他院系的教员、学生和管理者，他们都很欢迎这个创新方法。然后还要特别感谢 Neil Friedman 的支持，他对本书聚焦这一章节所提出的问题，启发我以新的形式来书写。

我非常要感谢 Jessica Kingsley 给我机会，将我 30 多年的工作经验，融进这本关于整合聚焦和艺术治疗的创新书籍。另外，作为一名敏锐的出版人，Jessica 以她很具包容的心和智慧，回复我的每一封邮件，与我做交流。

若没有我的先生 Wayne 和女儿 Zoe，给我的每一日的无条件关爱、接纳和信任，我也写不成这本书。Wayne 不仅阅读了大部分章节的每一个字，他敏锐的思想、科技才能和心灵，都肯定和帮助我呈现这最终的作品。他和我们很具审美能力的女儿 Zoe，一起创立了一个"梦想团队"，我亲爱的朋友、作家 Pamela Gray，也加入了这个团队，只为了一起来荣耀我通过这本书所发出的声音。还要因为本书很多细节的问题，特别感谢以下几个人，我的研究助理 Megan Rajbanshi；Marilynn Carter，负责本书的版式设计，并总能给予及时的回馈；还有 Lisa、Helen 和 Jessica Kingsley 那边负责与我沟通的编辑。

我也很想感谢我的父母，Renee 和 Sol，他们一直信任我并教育我，要把善良带到这个世界上来；我的哥哥 Steve，他指导我有关写书的事宜；还有我的妹妹 Jodi，她始终保持着对我的信任。谢谢我另外的一些亲爱的朋友们，他们都是这本书不可分割的一部分——Michael Siegell 和 Lakshmi Mudinuri，Trudy 和 Les Fagen、Robert 和 Judith Gass——还要将我的感谢送给 Natalie Rogers，为我们一起在山上时，彼此共时的连接和写作上的共鸣。另外，这本书特别要献给直接教会我慈悲心的伟大老师——上师 Gurumayi 和一行禅师。

当艺术治疗在 20 世纪 80 年代的美国迅速发展的时候，很多理论和术语在未得到充分理解的情况下，便被人们采用。所以我邀请了一些同行，来一起完成《走近艺术治疗：理论和技术》（*Approaches to Art Therapy: Theory and Technique*，Rubin，1987）这本书，他们每人负责一部分章节，介绍自己所发展的艺术治疗方法。2001 年，我又邀请了另外 12 位同行，在这本书的第二版中增加了一些章节和注释（Rubin，2001）。在新版的书中，这些已经学习了特定理论取向的艺术治疗师们，介绍了他们是如何将理论应用到临床工作当中的。

我很遗憾直到最近才知道拉帕波特博士的工作，但我很高兴能在这一领域的概况书《艺术治疗导论：资料和资源》（*Introduction to Art Therapy: Sources and Rsources*）中，对此做出了修正。除了在方法应用的章节中特别提到了聚焦取向艺术治疗，拉帕波特博士还慷慨地允许我用了她在 DVD* 中录制的工作影像。

在我说我认为拉帕波特博士的这本著作对艺术治疗师和其他一些临床工作者，尤其是那些运用聚焦的治疗师，是多么有帮助之前，先将这本书放在一个历史性大背景下进行介绍是有助益的。我是一个心理学家、精神分析学家（儿童和成人），同时也是艺术治疗师，我在拉帕波特博士的著作中看到了很多的临床方法，她综合了艺术治疗和聚焦的工作，而这些方法能够提高不同取向治疗师的临床技术。

---

* Digital Video Disc 的英文缩写，即数字视频光盘。——译者注

　　因为艺术治疗诞生于 20 世纪 40 年代，那个时候分析性理论主宰了精神卫生领域，最早期的心理动力学理论，其重点是关于将无意识意识化、强化自我、客体关系或自体的发展和个性化。而艺术的特长是以一种安全的方式，去表达被审查的无意识材料，这是所有艺术治疗方法的核心，不论是弗洛伊德取向的还是荣格学派取向的。

　　拉帕波特博士的方法适用于所有的理论取向，但最契合于人本主义的方法，包括现象学、格式塔、以人为中心、自然医学和灵性学（超个人心理学）。这个方法聚焦于人们对自己的生活负起责任的能力，而艺术有着独一无二的作用，它会帮助人们意识到自我实现和自我超越的目标。在这些方法中，艺术治疗师更主要是陪伴者、引导者或见证者，而非移情的对象或解释者。

　　艺术治疗的心理教育方法包括行为、认知、认知—行为和发展理论。系统化方法则将对家庭或团体动力的理解与艺术治疗进行整合。在《走近艺术治疗》（*Approches to Art Therapy*，Rubin，1987，2001）一书中，也有一些"整合性"的章节，其中有两个章节讨论治疗师的选择这一议题，另外有两个章节是关于在"表达性治疗"和"治疗的课程"中运用不同的艺术形式。后来有一本有关艺术治疗的著作（Malchiodi，2003），讨论了焦点解决和叙事艺术疗法，这两种方法都增加了人们对艺术治疗的兴趣。

　　就像那些将他们对某一个理论的深刻理解，结合进入艺术治疗的开拓者一样，拉帕波特博士也为这一领域增添了很重要的一部分。只有那些确实消化了一个理论及其相关方法学的治疗师，才能真的将这一理论和艺术治疗以一种非常真实的方式进行整合。拉帕波特博士，作为一名经验丰富和成熟的聚焦者，已经成功地做到了这一整合工作。出于对聚焦和艺术治疗的热爱，她创造了全新的方法，并以很清晰和实用的方式表达出来，我相信她的这本著作会获得所有精神卫生工作者的共鸣。

　　我很同意拉帕波特博士的观点，她认为作为聚焦的核心要素，即安静的倾听内在，和艺术治疗有着天然的类同，两者都包含着邀请来访者停一下、倾听、感受、观察，然后表达内在的想法、感觉和意象。她在本书的第五章——有关聚焦和艺术治疗的结合，便充分地表述了这一观点。

因为聚焦也要关注身体，似乎和舞动治疗及戏剧治疗，还有其他很多觉察身体的治疗方法有着一致的特征。这些治疗方法有早期的，比如由 Wilhelm Reich（1961，1980）、Alexander Lowen（1994）、Ilana Rubenfeld（2001）和 Ida Rolf（1977）等前辈创立的方法；也有更现代的，像 Ron Kurtz（2007）和 Pat Ogden 发展的身体感觉运动心理治疗（Ogden，Minton，Pain，2006）（详情请参见美国躯体心理治疗协会网站）。

想要寻找另一种方法去思考和来访者的工作的治疗师们，会在这本著作中发现灵感。除了非常清晰地解释了聚焦的理论和练习方法之外，拉帕波特博士做到了《走近艺术治疗》（Rubin，2001）一书副标题所要求的：将理论转化成技术。书中所呈现的与很多不同个体及团体工作的案例，能增进我们对作者的思想观点更深入和丰富的理解。在如今这个一切事物都"高速向前"发展的世界，这本书欢迎我们栖息于此。我希望艺术治疗师和其他的精神卫生工作者们，都能够拥抱这个灵敏而实用的邀请，将聚焦取向艺术治疗的思想和方法融入他们的临床工作。

Judith A.Rubin 博士

目录

图

表

专栏

练习

导言

我很激动能将这一全新的理论和方法——聚焦取向艺术治疗——介绍给艺术治疗领域的同行们。聚焦取向艺术治疗整合了尤金·简德林的聚焦方法和艺术治疗。不仅有简德林早期所教授的聚焦方法（1981a），还有之后聚焦取向心理治疗的原理（1996），它们都和艺术治疗的理论与练习方法编织在一起。

聚焦提供给人们温柔但有力量的方法，去获得身体的智慧，而艺术治疗发挥和激活一个人的创造力。聚焦和艺术治疗各自都能促进自我觉察、成长和治疗转变，当我们把这两个方法结合的时候，一种丰富的转化的魔力便会发生。聚焦取向艺术治疗能让艺术治疗师、表达性艺术治疗师、聚焦取向治疗师、聚焦者以及其他有兴趣将聚焦和艺术治疗应用于临床的人们，都从中受益。

聚焦融合了内在倾听和对自身的共情，并帮助人们通向身体本然的智慧（Gendlin，1981a，1996）。简德林的第一本书，《聚焦》（*Focusing*，1981a），源于他在芝加哥大学和卡尔·罗杰斯合作的研究，即有关到底是什么因素带来有效的心理治疗。分析了上几百份治疗笔录后，简德林发现那些能越过认知性思考，很自然便能进入内在体验的来访者出现了更成功的治疗转变。于是，简德林发展了聚焦六步骤，教人们如何进入这个内在的体验，他命名这个体验为**体会**（felt sense）。聚焦取向心理治疗（1996）则是简德林将聚焦的广泛、基础应用方法进行改编，从而进入心理治疗体系。

不论是简德林的聚焦六步骤，还是聚焦取向心理治疗，都是聚焦取向艺术治疗诞生的理论和方法学基石。虽然聚焦取向艺术治疗看起来是归属于以人为中心的方法学范围，但它也适用于所有的治疗取向，包括心理动力学、认知、行为，等等（Gendlin，1996；Purton，2004）。

为什么要结合聚焦和艺术治疗

简德林一直坚持认为，聚焦需要和其他方法结合，他说过："聚焦是进入一个重要的感知模式的入口。当聚焦增加进来之后，所有的其他方法都会运作得更有效"（1991，p.65）。最初，聚焦和艺术治疗都被作为单独学科而被研究和探索，几乎没有交织。然而后来，有一些聚焦治疗师将艺术整合进他 / 她们的工作（Ikemi, *et al.* 2007；Leijssen，1992；Marder，1997；Murayama，and Yuba，1988；Neagu，1988；Tsuchie，2003），就像有一部分的艺术治疗师把聚焦运用到临床工作，并研究两种方法结合后所能达到的治疗深度。

过去 30 年，我一直在尝试将聚焦结合于艺术治疗，我可以证明，通过两者的协同合作，能获得深刻的治疗转变和个人成长。我特意创造了**聚焦取向艺术治疗**这个名称，来描述我花了很多年时间所发展的将聚焦整合于艺术治疗这一独特的方法。

艺术治疗为聚焦提供了和意象、视觉形象相联系的意义深远的过程，也提供了一种创造性的过程；而聚焦为艺术治疗增加了和正念、身体性体验建立连接的新领域。艺术治疗带给聚焦一系列的方法、技术和材料，还有画面所蕴含的深刻的疗愈力量，这都能将简德林所命名的**体会**进行视觉化的表达。艺术治疗给予我们一种非语言的形式，去捕捉体会中超越或先于语言的那个面向。而聚焦提供给艺术治疗的也不仅仅是一种方法，还有一种治疗性的过程，包括：对治疗关系的重视，"在那里的那个人"（Gendlin，1996，p.287），倾听的意义，体验的维度，以及转变是如何发生的。

本书是如何组织结构的

这本书有它很独特的挑战，即它是为好几种读者而写的：艺术治疗师和表达性艺术治疗师希望学习能将聚焦结合进他 / 她们工作的新方法；聚焦工作者和聚焦取向治疗师渴望学会如何将艺术治疗整合入他 / 她们的工作；心理学家、精神病学家、咨询师、精神卫生工作者和疗愈性艺术专业者则对艺术治疗和聚焦都感兴趣。

为了充分理解聚焦取向艺术治疗，首先我们很有必要去分别了解这两门学科的理论和方法学。为了达到这个目标，并满足不同读者的需求，在书中的第一部分，我写的是聚焦和艺术治疗各自的理论和练习方法的概况。其中第一章包含了聚焦的历史和方法的综述，以及它主要的几大概念——聚焦态度、体会、把手 / 象征、体会的转变和生命前行的方向。第二章介绍了简德林的聚焦六步骤，紧接着的第三章则是有关聚焦取向心理治疗的。第四章呈现的是艺术治疗的历史和练习概况。本书只有一章的内容是关于艺术治疗的，而提到聚焦的则有三章，因为在艺术治疗领域已经有很多专业书论述了这一主题，而这是第一本关于将聚焦运用于艺术治疗的书（因此它需要更多的描述）。艺术治疗这一章节，我希望能为新手治疗师提供简短的有关艺术治疗历史、培训、理论和练习方法等的概况，同时又能通过简洁的理论和练习的参考要点，给资深的艺术治疗师做整体回顾的机会。本书的第一部分包含了很多练习和简述，以此来演示和图解聚焦和艺术治疗。根据所属的读者群体，你可以随意地越过你已经很熟悉的内容，去阅读你还不了解的章节——第二和第三部分呈现了我是如何将聚焦和艺术治疗整合在一起的。我的期望是，即便你是很有经验的聚焦者和艺术治疗师，也能从这本书里找到新的信息或练习方法（如果你想找到更多有关艺术治疗或聚焦单独的概况信息，请咨询本书附录和参考资料里罗列的资源）。

我在本书的第二部分，介绍了聚焦取向艺术治疗的基本理论和方法学，包括一开始的创建安全感的步骤、反射的重要性、在艺术中将一个体会象征化的基本步骤、看见体会的转变，以及简德林的聚焦方法如何被运用于创立聚焦取向艺术治疗的三种基本方法。本书的第三部分是聚焦取向艺术治疗的临床应用，我将之划分成三个基本方法：用艺术去腾出空间，这能帮助来访者确认问题，并将它放置于一旁，进而体验到内在一个持续保持完整的空间；

聚焦取向艺术心理治疗，一种主要应用于个体和伴侣治疗的更具深度的方法；主题导向的，这一方法最常用于团体治疗。第三部分还包含了将聚焦取向艺术治疗应用于治疗一些特定问题，比如健康、创伤和灵性等。临床案例都来自真实的个案材料，但出于保密机制，来访者的名字和身份信息都做了改动。在一些简述中，案例材料是好几个有着相似问题来访者的融合，我便省略了其中某个特定来访者早先承受痛苦的故事内容。一个简短的章节"拓展至其他类型的表达性艺术治疗"介绍了最初将聚焦和其他表达性艺术治疗进行整合的理论和练习方法。有引导的练习方法贯穿于本书的第四部分，而我对之也进行了细述（为了最好的表达性别中立的语言态度，我选择在全书中采用复数的"他／她们"）。

我的聚焦取向艺术治疗之个人根基

当我第一次发现聚焦和艺术治疗的结合点时，我还是个青少年。那段时间我很苦恼混乱，正寻求着生命的意义，每当我从学校回到家，就会进自己的房间，关上门，拿出素描本和画画用的炭笔棒。我坐在床上或地板上，闭上眼睛，等待……然后看见从内在的某个地方会出现一个意象。它不仅仅是一个视觉化的图像，这个意象和我身体里一个很真实的感知是有共鸣的。我着手将这个意象画出来。我持续画着，直到感觉内在的意象已经在画纸上完全地呈现。这时，我会有一种很准确的感知，我的呼吸也会发生转变，通常会出现放松的感觉。

这些从我内在涌现的意象，是一些很饥饿的人们；很多都是来自欠发达国家。不知怎么的，当这些意象呈现到画纸上之后，我发现自己感觉好多了。他／她们表达了我自己的很深层的饥饿、隔离、孤独的感觉。一种很深刻的矛盾似乎出现了。当这些苦难的人们在画纸上被呈现和表达后，我感觉就好像自己扔了一条救命索到我生命的内在深处，找到了真实的自己。当我发现了自己真实的本质，我便开始努力去实现这个真实自我在现实世界的存在价值。

内在倾听的过程一直指引着我，而我跟随着生命深处的呼唤和热情，去搭建与人工作和艺术创造之间的桥梁。在 20 世纪 70 年代早期，还很少有艺术治疗相关的培训项目。人们要么学习艺术，要么学习心理学，但当时的传统教育并不提倡跨学科学习。我曾转校到我的第三所大学——我想开始学习职业治疗（occupational therapy）这个专业，因为它看起来是最接近艺术治疗的——我无意中在顾问的办公室外听到。我进去询问道："你是说，艺术治疗？"顾问回应说："是的。""他 / 她们在这里设置这个专业了吗？"我问道。"不……我是说是的……有点像……你可以创造你自己的专业。"终于，我到达了我的目的地，开始学习艺术治疗。

就像大多数治疗师一样，在成为专业工作者的路途中，需要先成为来访者。我很幸运地发现，我在十几岁时做的安静的内在倾听，其实有一个名称——聚焦。在专业培训过程中，我亲眼看到一个治疗师将聚焦整合进她的治疗工作。经常在我分享完之后，她都会说类似这样的话："……你能检查一下内在，看看感觉如何吗？"她的意思是："你能慢下来，闭上眼睛（如果这让你觉得舒服），然后从身体内在去感知一下，这整件事感觉起来，是怎样的？"我就这样去做，闭上眼睛，有那么一会儿的寂静，这种寂静充满在当下——它不是一种空虚。在那个当下我能感觉到被支持、耐心和慈悲。当我从内在去感知整件事感觉起来是怎样的时候，我的内部也能感觉到治疗师的沉默，于那个当下正在陪伴着我。过了一会儿后，一个画面或一个词汇或一个句子会出现。有些时刻，出来的是一个动感的觉知。

这个过程对我来说很熟悉。这正是我在青少年时期在房间中所做的事情。我倾听着内在整个的体会。治疗师所做的和我自己做的唯一不同，便是我加入了绘画。绘画和艺术变成我表达内在体会的工具——同时是一种方法，能给我带来有意义的外在和内在转化。治疗师能陪伴和见证我内在的旅程，而艺术让我自己完成了这个过程。

在我作为表达性艺术治疗师的职业生涯中，我将聚焦整合进了我临床工作的所有方面。经过了 30 多年的发展，如今我很自豪地将聚焦和表达性艺术治疗整合为一个全新的整体性的理论方法——聚焦取向表达性艺术治疗，并推送给大家。我认为这本书，《聚焦取向艺术治疗》，会是该主题的系列丛书中的第一本。

我对这本书的期待和设想，是你能从中找到有用的信息和练习方法。我在书中设计的那些引导式练习，就是为了应用于临床工作，当你已经学习了很多的理论和方法学，这些练习将对你的体验式学习很有帮助。我很期待会有新的发展、研究、文章、书籍和分享出现，从而将这颗新种子播种到全世界。

第一部分

聚集和艺术治疗

Focusing and Art Therapy

第一章

聚焦：历史和概念

聚焦是倾听你身体的过程，是一种温柔的、接纳的和聆听内在自我传送给你的信息的方式。聚焦是尊重你内在本然具足的智慧的过程，能觉察到你内在很精微层面借助身体告诉你的洞见。(Cornell，1996，p.3)

什么是聚焦？

聚焦是一种身/心整合的练习，它促进人们将欢迎的、友好的态度，带向与他们正面临的问题、处境或经历所相关的**体会**（felt sense）。倾听体会能打开通往身体智慧的大门——让一个人即将迈出的下一步朝向成长和疗愈。不同于直接跨越到结论或陷入习惯性的思考模式，聚焦提供一种全新的视野，即你存在的整体在此时此刻是如何体验当下情境的——你的心理、身体和灵性。智力或思想倾向于认为知道所有的答案，而聚焦通过简德林（1981a，1996）所介绍的"体会"，帮助我们通往一种整合的、具体的了知。花一些时间去倾听体会，将帮助我们在努力寻找解决方案的前进方向上拥有新的、或许还不清晰、但开放的步伐——导向体会的转变或现实中的改变。

历史

聚焦是由芝加哥大学的尤金·简德林（Eugene Gendlin）于 20 世纪 60 年代开发出来的，源于他和卡尔·罗杰斯（Carl Rogers）一起做的研究，即到底是什么让心理治疗获得成功。简德林是哲学系的毕业生，他特别感兴趣探索我们的生活体验（experience）和我们常用来描述它的词语或象征之间的区别。同一时期，卡尔·罗杰斯在芝加哥大学首倡以来访者为中心的治疗理念，这一疗法以语言或非言语的交流方式给予回应，以期能一致于来访者内在的体验。罗杰斯称这种交流方式为"积极的"或"反射式"（reflective）倾听（Rogers，1951，1961）。简德林看到罗杰斯非指导性的临床思想（即志在对来访者的内在体验予以反射）和自己的将"体验"象征化之间的关联。

于是，简德林参加了罗杰斯的非指导性心理治疗方法的培训，之后又一起合作做研究，探索以下几个问题：

> 为什么心理治疗更多时候是不成功的？为什么它经常无法让人们的生活获得改变？在很稀有的成功案例中，那些患者和治疗师到底做了什么？大多数患者无法做到的又是什么呢？（Gendlin，1981a，p.3）

这项研究包括分析几百份治疗会谈的笔录——简德林和罗杰斯是第一批研究实际治疗会谈记录和文本的心理学家。研究的结果显示，治疗的成功和治疗师的理论取向、来访者说的内容以及治疗师的技术都无关。反而，他们发现关键性的因素是来访者**如何**讲述。这些来访者能够听见他们"内在"的声音，超越了认知性的思考，他们往往呈现出在治疗中的进步。这种"检查内在"的很典型的个案记录类似于这样的："我今天的感觉好像很怪异……好吧，不是我感觉怪异，嗯……不是的……隔离的……孤单的……是的，是这个……隔离和孤单。"

治疗成功的来访者知道如何倾听有关他们体验的整体身心感觉。他们懂得分辨自己所表达的词汇契合或不契合他们的内在体验。简德林相信，如果一些人很自然地做到了让自己在治疗中获得成功，那为什么不教其他人去做相同的事呢。简德林（1981a）将聚焦发展为六步骤方法（将在本书第二章介绍），教人们如何听见他们内在的体验；发现一个"把手"或象征（一个词语、句子、画面、姿势或声音）去描绘体验；然后让象征和体会交互感应，看看这个象征是否准确。聚焦帮助人们发展出更大的自我接纳，学会去倾听自己和他人，和他们的体验坐在一起，深刻地倾听这个感觉体验到底是什么，并且去接收它想提供的信息。

作为有关聚焦研究的一部分，简德林和 Zimring（1995）发展了一个七阶段过程量表，之后被确定为体验量表（Experiencing scale，Klein 等人，1969），去测量来访者内在体验的强度。研究者用体验量表做测量，能帮助他们在两次治疗结束后预测哪些来访者将会在治疗中取得成功。那些对于他们内在感觉体验给出更高体验分值的来访者，更容易在治疗中成功。研究也显示，在测量中得分低的来访者，通过学习聚焦后，能取得更高的测量分值，从而提高他们在心理治疗中获得成功和改变的能力。（Hendricks，2001）。

简德林还将聚焦发展成不限于临床治疗范围的方法，用于心理自助和自我关怀。在 20 世纪 70 年代初期，简德林开发出名为"交换"（Changes）的体验式团体，让人们通过轮流倾听来交换聚焦，或是介绍新成员进入聚焦世界。

这一六步骤的聚焦方法（Gendlin，1981a）已逐步发展成为如今的聚焦取向心理治疗（Gendlin，1996），本书将在第三章介绍这部分内容。在聚焦取向心理治疗中，既可以将简德林的聚焦方法作为一个完整的过程，也能在心理治疗过程中插入特定的聚焦步骤（将在第二章介绍）。另外，聚焦取向心理治疗合并了一些超越了聚焦方法的心理治疗过程面向，比如治疗关系、对在场的那个人的觉察（将在第三章中讨论）、以来访者为中心的无条件积极关注、共情和同调。因为聚焦方法和聚焦取向心理治疗来自来访者中心的思想体系，所以它们和其他心理治疗流派是能兼容的，包括心理动力学、认知、行为、系统、短程等心理学流派。

当今的聚焦

如今在世界各地都有被认证的培训师、聚焦治疗师和协调员，在教授和练习聚焦。除了心理治疗和心理自助，聚焦还被整合进其他的领域，比如医学、教育、身体工作、创造性活动、写作、商业、教练、哲学和灵性。在世界上的很多国家中，聚焦方法也被用来作为寻求和平与解决冲突的工具，比如在科索沃、阿富汗、萨尔瓦多、以色列和巴勒斯坦。为了支持聚焦在日常生活中的运用，世界各地的很多人成为了聚焦伙伴，参与交换团体，这种练习和团体形式，使人们在轮流进行的聚焦和倾听的交换中互恩互惠。

专栏 1.1 呈现的，便是现如今已发现的聚焦的许多益处。

专栏 1.1　聚焦的益处

- 促进心理、身体和灵性的连接。
- 打开通向身体本然智慧的大门。
- 培养对自我和他人的接纳、善意和慈悲。
- 开启创造力。
- 帮助一个人和内在的真实自我协调一致。
- 减少压力。
- 提高自我决策的能力。
- 帮助个体进入生命的灵性维度。

聚焦：重要的概念

- 聚焦态度
- 体会
- 把手（象征）
- 体会的转变
- 生命前行的方向

聚焦态度

热爱体会比理解它更重要。理解会在属于它自己的时间到来。

（Cornell，1996，p.32）

聚焦态度是指我们传递给内在自我的一个立场，即当下在身心上发生的所有感觉、想法、情绪和体会都是受欢迎的。我们可能会遭遇河流湍急般的悲伤、类似一整座山那么多的眼泪、狂风暴雨般的愤怒、像宁静湖泊一样的平和或如喷泉般涌现的喜悦。聚焦态度能创造出一种很安全的抱持气氛，帮助聚焦过程缓缓展开。正如简德林陈述的：

> 正如治疗师在外部所做的那样，对于来访者来说很重要的是，他们需要对自己的体会保持友好的态度……我们可能不会喜欢从体会那儿听到的内容，但我们需要对信息的发送者（体会）友好一些。所以代替批评和攻击的是，来访者要学会对体会有友好的态度，并对于它的到来感到高兴。（Gendlin，1996，p.55）

聚焦态度的关键要素

- 欢迎
- 友好
- 陪伴
- 友好的好奇

友好：这是指让感觉、想法和体会知道，它们可以以自己真实的样子存在，并邀请它们来到当下。无论内在的体验是有力量的、爆发性的、紧张的、温和的、安静的、迟钝的，或是几乎听不见的，都是受欢迎的。我们可以通过简短的引导文介绍"欢迎"，比如："做几个深呼吸，进入你的身体。此时此刻，无论你的身体内发生了什么，都带着欢迎的态度对待它。"来访者可以睁着眼睛或闭上，这取决于他们的临床需要。

安·韦泽·康奈尔（Ann Weiser Cornell）（1996）提出向内在体会说"你

好"的方法。在社交和商业场合，我们经常通过说"你好"作为欢迎和建立联系的一部分。康奈尔的说"你好"是欢迎体会及与之建立最初联系的开始步骤。

友好地：简德林提出短句，"友好地"。当有时候我们感觉很难去欢迎一些更困难的感觉、想法和体会时，对它们保持"友好"会稍微容易一些。如果一个体会是淹没式或恐惧的，治疗师也许可以温和地问道，"你能友好地对待它吗？"友好的态度能帮助来访者建立一个安全的内在空间，去听见正影响他们自己的内在体会。

保持陪伴：这样做能帮助来访者和自己内在的体会拥有一种关系，在这个关系中，一个整体性的、整合的自我，不仅能观察内在体会，还可以和它建立连接。比如，一位叫克丽茜的来访者，她感到腹部有一种紧握不放的狂怒。治疗师问她，"你能将关注力带到身体内感受到狂怒的部位吗？"克丽茜点头表示可以。治疗师继续说道，"想象你坐到它的旁边，陪伴着它，就好像你陪着一个害羞的小孩子。"当克丽茜持续陪伴着她的体会，类似一个整合好的自我坐在体会旁边的体验，这能帮助她碰触到紧握不放般狂怒的体会。克丽茜通达了自我的一个部分，这个自我部分可以观察和倾听内在的狂怒。同时，她也可以让自己有这个狂怒的体会，但不用相信她就是这个狂怒本身。这种"保持陪伴"的方法，能促进来访者接触到他们真实的体会，却无须与之认同或迷失其中。

友好的好奇心：当我们在接近内在体会时，若是带着友好的好奇心，将有助于创造一个接纳的氛围，哪怕是在我们感到很痛苦或困难的时刻。治疗师可以通过各种方法，邀请来访者友好的好奇心出现，比如："紧抓不放的狂怒……你能对自己说，'哦，这非常有趣'吗？"

聚焦式态度能帮助聚焦者找到一种安全的路径，和内在的体会建立连接。一旦聚焦式态度被练习和体验，聚焦者就能意识到，内在有一个自我是能够很友好的或很接纳这些体验的。聚焦式态度也能令聚焦者明白，自我有一个部分是和内在体会分开的，并且比之更广大。

体会

体会是一种很奇妙的现象。对于一个特定的情境，以及你还不曾透彻了解的自己，体会中都包含了针对这些问题的所有你内在的智慧。你的体会能引导你到达下一个成长的台阶。它甚至能感知到一个你尚未经历过的答案。体会是于身——心——灵分裂之前便已存在的。（Hinterkopf，1998，p.19）

体会是很直接的身体性的觉知，是我们内在状态的体验。它不仅仅是很简单地知道内在有悲伤、愤怒或快乐。它就犹如你从感觉和萦绕于感觉周围的所有内容中提取的精华——这些感觉从何而来、它的内部有什么、它的复杂和微妙、它历史性的根源。简德林曾陈述道：

体会不是精神体验，而是躯体性的经验……身体上的。是对一个情境或人或事件的身体上的觉察。体会是一个人内部的氛围，它包含了你所感觉到的所有内容，并能了知一个特定时间内的特定主题——体会能在顷刻间将它所包含的整体内容，和你进行交流，而非细枝末节式的。如果你喜欢，可以把体会想象成一种味道，或是一首伟大的弦乐，带给你强烈的冲击力，像是一种尚未清晰的宏大感觉萦绕着你……体会不会以想法或词语或其他碎片化形式呈现于你，而会是一种身体上的感觉（哪怕它经常如谜一般且非常复杂）。（Gendlin，1981a，p.32）

体会可以是有关任何内容的——困难的感觉和体验，或鼓舞的、积极的体验。比如，你可能会有和如下一些经历有关的体会，失去所爱的人、获得一份新工作、有了孩子、欣赏一幅画作或听一首乐曲。作为一个活着和呼吸着的生物体，我们有着如江河流淌般的体验，这些体验时时刻刻都在发生着。聚焦能促进一个人暂停下来，去聚焦于这个如江河般的体验，并尝试捕捉对一个特定体验的体会。

有关体会的案例

挑战的体会

一位名叫萨姆的来访者，谈到他在工作中、身为父母及照顾自己年迈父母的各种压力。我问他，"你愿意尝试去感知一下，所有的这些感觉在身体内在是怎样的吗？"萨姆停顿下来，变得安静了许多，倾听着内在的声音。然后，他说道，"我感觉我的躯干好像被挤压着……有一种来自外部的压力……挤压我。"体会便是萨姆的躯干被来自外部的压力挤压的身体体验。

鼓舞的体会

来访者塔莉娅，四十岁出头，十年前经历了痛苦的离婚，她即将搬去和自己发展了多年亲密关系的男友一起住，并为此感到非常兴奋。我温柔地问她，"你能花一点时间，去关注一下所有的感觉在你的身体中是怎样的吗？"塔莉娅分享说，"我感受到心脏里有一个跳跃的感觉——就好像一个舞蹈，它把很温暖的感觉往上送到我的眼睛中。"这里的体会便是塔莉娅心脏里跳跃的感觉，并把温暖感传送到双眼中的身体性感受。

如何获得体会

对身体内在定向的关注

因为体会存在于身体中，所以我们的关注力需要导向内在空间。治疗师可以引导来访者将觉察力带向身体内在的感知。对于有些来访者来说，连接身体内在感觉会比较困难，有效的方法是在一开始做一下身体觉察的练习（请参见第二章结尾的小贴士和难题解决方法）。

觉察

一旦我们的关注力来到身体内部，便可以运用正念的觉察，去关注体会的感觉、内容和复杂性。

创造欢迎的空间

体会需要知道它是受欢迎的，才会形成并被认识。以聚焦态度开始（接纳、欢迎、不批评），邀请体会形成，让它知道无论它是怎样的，都是被欢迎的。

时间

体会是需要时间来形成的。有时候它可能在很简短的片刻间就形成了——只要你有足够的时间跟随你的觉察进入身体。所需的时间和你练习聚焦的多少，要处理的问题，还有躯体、情绪和精神因素对当前状态的影响程度都息息相关。所以不必怀着竞赛的态度，试图很快地获得体会。给你自己和来访者时间，让体会形成，又有什么关系呢。

友好地

当一个人觉察到体会时，需要友好地对待体会，以此加深体会的安全感，从而展现它自己，变得可以被认识。

保持陪伴

坐到体会的旁边陪伴它，能促成和体会的内在对话，同时创造出足够的空间或距离，听见体会想要表达的内容。

练习 1.1　获得体会的聚焦引导

做几个深呼吸，进入你的身体。让你自己感觉所坐的椅子、脚下地面给予你的支持，感觉你正坐在这个房间中。跟随你的呼吸进入身体内在，想象有一个探照灯可以照明你内部的一切［对身体内在定向的关注］。注意一下你的内在是怎样的——它是强烈的、胆战心惊的、紧的还是放松的……或是其他感觉？［保持觉察］。看看你是否能友好对待或欢迎你所发现的任何内容［创造一个欢迎的空间］。慢慢来……只是关注……看看内在有什么［给予时间］。想象你坐在你所发现的任何内容的旁边……友好地对待它并陪伴它。

把手：将体会象征化

当来访者和体会坐在一起，将聚焦式态度带向它，治疗师便可以邀请来访者看看，是否有一个词语、句子、画面、姿势或声音，契合于这个体会，能描绘它或将之象征化。简德林称这个体会的象征为"把手"，并如此描述它："就像一个行李箱的把手，它能负担起整个行李箱的重量，体会的重要性也因为一个词语或句子而得以涌现"（Gendlin，1996，p.48）。重要的是，我们要让象征从身体的体会中出现，而不是强加给体会一个思想标签。

当"把手"以一个词语或句子呈现时

> 来访者：我母亲的阿尔兹海默症恶化得越来越快，我感觉我一天比一天更多地失去她。
>
> 治疗师：你能花一点时间去感知一下，这个感觉在你的身体里是怎样的吗？
>
> 来访者：（闭上眼睛，安静地感知）我感到我胸口处很沉重……有词语出现，是"深沉的悲伤"。

"深沉的悲伤"便是这个来访者胸口处沉重的体会的"把手"。

当"把手"以画面的形式呈现时

一个学生叫丽塔，她描述了她的体会把手是如何呈现的："在聚焦过程中，我注意到胸口很紧，感觉到彻底地耗竭和精疲力竭。当我和这个体会坐在一起，便获得一个很清晰的自己身处森林中的画面——没有那种寻常的安宁的树木……它们都冰冻住了，不能移动。"

这里的把手是森林中冰冻住的、无法移动的树木的画面。"把手"以画面的形式呈现时，是非常容易转化成艺术的，该内容将在本书第二部分和第三部分讨论。

当"把手"以姿势或声音的形式呈现时

一个来访者说到她内在很严厉的批评：

来访者：我记得母亲把我锁在我的房间，一定要我把所有的玩具和衣服
放到她指定的地方，除非我按照她喜欢的方式做，不然我只能
待在房间里。我的内在是她说的话："马上就做！""你永远也
做不对。""你怎么回事？"

治疗师：你的内在感知到，你母亲强迫你以精确的方式收拾所有的东
西——有一个很强烈的批评声大叫，说你永远都做不对，还质
问你，"你怎么回事？"你能感知一下，你身体里的整体感觉是
怎样的吗？

来访者：我看见我伸手进自己的心脏，拿出她说的那些话，把它们扔得
远远的，离开我的身体。

这里的把手是手伸进心脏的姿势 / 动作，取出批评的话语，把它们扔到
远处（可行的治疗干预，可以是跟随来访者展示的，伸手进心脏和把批评话
语扔远的姿势或动作）。

练习 1.2 **将体会象征化的引导式聚焦**（延续前文的聚焦引导
文"获得体会"）

继续你对体会的关注，看看是否有一个词语、句子、画面、姿势
或声音，像一个把手般契合于或能表达出你内在的体会。

专栏 1.2 将描述体会的性质。

专栏 1.2 体会的性质

- 它是身体式的——体会存在于身体中。
- 它是身、心、灵完整的结合。

- 它发生于意识和无意识的边界。
- 它不仅是一种感觉或情绪：它承载着整体的体验——这个感觉体验连接着什么，体验的历史，以及它所关联的，等等。
- 在体会变成"焦点"之前，它似乎是模糊的、不清晰的、不明确的。
- 它需要时间被感知和 / 或形成。
- 它会逐步地展开和提供更多内容——它有关于什么、它的本质、它需要什么。
- 它能提供一种感觉上的视角（a felt vision），即完全被疗愈时，它会是怎样的。
- 它能明确自己的步伐，朝向治愈和改变。
- 它会将一个人与她 / 他本然的智慧做连接。
- 它是人们通向创造力的入口。

体会的转换：改变

　　　　聚焦最激动人心的部分便是体会了，当你能很好地专注于它，你便有力量做出改变。（Gendlin，1981a，p.37）

　　一旦你把友好的、欢迎的态度带向体会，并陪伴它，一个自然的内在活动或改变便发生了，简德林称之为"体会的转换"（felt shift）。身体性的体会转换可能会很微妙或很深刻。它可以微妙得犹如呼吸上的轻微变化，或是肤色由苍白变成玫瑰色。也可以是更剧烈的转变，比如原本很紧张的、灼热的、不放松的胃部，变得很柔软，并伴随着新生的能量扩展至身体躯干及四肢。

　　当体会的转换发生时，它是在身体内和心理上切切实实发生的改变现象。简德林描述了这种变化的过程："……假如你以正确的方式接近它，一个感觉便会发生改变。甚至当你只是和它有所接触，它也会有改变。当你面对一个处境的体会改变了，你也就改变了——从而你的整个人生便获得改变。"（Gendlin，1981a，p.32）体会的转换是在来访者内部被体验到的，但外部的改变也可能被来访者、治疗师或旁观者观察到。

哪怕一个人正聚焦于很痛苦或困难的问题，体会的转换通常都会令他/她感觉良好。这听起来很出乎意料，但确实是事实。为什么呢？因为来访者碰触到了痛苦的体会，同时也体验到了内在关怀的在场——友好和接纳的聚焦态度——还有治疗师的慈悲和无条件的关注。当来访者持续地陪伴着体会，它便会打开、更多地展现自己，然后改变、移动或转换成一个新的体会。这种内在的运动释放了能量，并朝着解决或成长的方向迈出新的一步。正如简德林说过的，"这样的一步感觉很好，它会释放能量。人们所发现的体会，可能会令她/他感觉好或坏，但体会的浮现——发现的这一步伐——总是能带来释放，犹如呼吸到新鲜空气一般"（1996，p.26）。

个案：杰夫

杰夫是一位 48 岁的来访者，他来找我做一对一的心理治疗。当时，他正一边工作，一边试图找到能平衡事业、家庭和休闲的方式。在一次治疗中，杰夫开始谈论他刚参加的一个不甚满意的工作面试。我邀请他去寻得一个体会：

治疗师：花一点时间，呼吸，去关注一下，可能得不到这份工作给你内部的整体感觉是怎样的。

杰　夫：我感到内部有一个沉重感，还有向内旋转的感觉。[体会]……羞耻的感觉。是它……羞耻。[把手/象征]

治疗师：你能友好地对待这个沉重、向内旋转和羞耻的感觉吗……[聚焦态度]？（在几分钟的沉默中，杰夫和他的感觉体验有所连接。）

杰　夫：唔，我感知到羞耻中伴随着悲伤。

治疗师：你能友好地对待这个悲伤，并陪伴它一会儿吗？

杰　夫：（向内聚焦了一会儿）它喜欢我和它坐在一起。

治疗师：它喜欢你陪着它。你能感知一下它现在感觉如何吗？

杰　夫：有一个温柔的笑脸，它靠近我的眼睛。我的双眼能看见它——
　　　　它知道我珍视它。

体会的转换是从一个体会变成另一个。杰夫最早的体会是一种沉重感和向内旋转的感觉。友好的态度和陪伴帮助体会转变成悲伤，然后再转变成一个靠近眼睛的温柔的笑脸——知道他珍视的感觉。体会的转换是实际改变的证明。

生命前行的方向

　　　　身体知道疗愈和生命的方向……如果你通过聚焦去倾听身体，它将会告诉你生命正确方向的途径。（Gendlin，1981a，p.78）

聚焦深深触动我的是简德林曾描述过的"生命前行的方向"。在聚焦的过程中，当体会开放并展开内在的洞见时，一个人便能感知到体会带来的朝前的移动。给予感觉体验以聚焦式态度、持续的陪伴和不带评价的倾听，能够创造一种情境，使得身体本然的智慧得以呈现。这些重要的概念，将会在第二章简德林的六步骤聚焦方法中进一步展开。

第二章
简德林的聚焦方法

富有创造性的人也许经常会用这个方法。聚焦很新颖的地方在于，它所具有的特性让我们可以描述具体的步骤，并将之予以教授。（Gendlin，1981b，p.16）

经历了聚焦教学中各种方法的试误之后，简德林发展了一个六步骤的方法来教授聚焦过程。尽管这个六步骤方法对于学习聚焦的基本方法和主要概念很有效，但实际的聚焦过程不总是以简单和直线的方式进行的。每个人都是独一无二的，身体是复杂的，每个人有他 / 她自己自然的呈现。诚如我的同事 Joan Klagsbrun 所说，"聚焦步骤是地图，却不是地形。"当你感觉步骤不是很准确时，给自己一些时间。在这些时间里，重要的是按简德林的建议（1981a）去做——超越任何的指令，尊重你自己的体会。如果指令不适宜，就放弃它们。

随着时间推移，其他一些聚焦培训师发展了他们自己教授聚焦的方法。虽然很多的老师坚持着简德林最初的六步骤方法，但也有人增加、删减、修正了六步骤教学（Campbell and McMahon，1985/1997；Cornell，1996，Cornell and McGavin，2002；Friedman，2003；Hinterkopf，1998）。经过这么多年，我发现最有效的方式是，临床治疗师和学生们都先将简德林的六步骤方法作为扎实的基础来学习，然后再创造性地对之进行应用（你将在本书的第二和第三部分看到相应的内容）。

聚焦步骤

聚焦步骤可以用在和个体、伴侣、团体的临床工作中，也可以作为自我帮助、自我照顾和督导的技术工具。这六步骤是：

1. 腾出空间。

2. 选择一个问题并获得体会。

3. 把手 / 象征：一个词语、句子、画面、姿势或声音。

4. 交互感应。

5. 叩问。

6. 接收。

1. 腾出空间

腾出空间有助于人们了解，阻碍内在感到"一切安好"、轻松或平安等感受的问题清单。这个问题清单不包括来访者整个生命历史中所有的存在，而是影响他 / 她当下体验的 3~6 个内容。来访者花一点时间去感知身体里承载着每个"问题"是怎样的感觉，然后想象着让这个问题离开身体，放置于令来访者感觉合适的位置。来访者继续将问题放到或堆置于一定距离之外，直到他 / 她到达内在那个可以停下来的地方。

背景感觉

简德林是这样辨识他所说的"背景感觉"的。这是一种"总是在那儿的感觉"——一些你长期承受着的却又很难看见的东西，很像墙纸融入了一个房间。一个背景感觉是一种比如经常很疲倦或焦虑的感受。为了理清背景感觉，人们可以检查内在并问一下自己，"我的内在是否存在阻碍我感受到一切安好的背景感觉？"如果存在着背景感觉，来访者可以将它和其他问题一起放置于一定距离之外。

"一切安好之地"

腾出空间练习之后，来访者被引导着去体验"一切安好之地"或清理过的内在空间。"一切安好之地"是自我的一个部分，它驻扎在每个人的内在，并有着本然具足的安宁之感。问题、感觉、担忧和痛苦被放在一旁，为内在平安的、"好的"和完整的感觉扫清障碍。这样有助于鼓励来访者拥有一些时间在康宁的体验里休息一下。这个步骤让来访者连接上自己生命正向的能量，帮助他们之后去处理那些搁置于一旁的问题（来访者可以选择在腾出空间练习之后停住——这样有助于归于中心并减轻压力——或者继续前行到下一步骤）。

2. 选择一个问题并获得体会

腾出空间之后，来访者选择一些在之前步骤中被搁置一边的问题进行工作。选择一个问题来工作可以有两种方式。来访者可以问一下身体上的体会，在第一步骤被搁置在那的问题中，有哪个问题此时此刻愿意被工作。换种说法，来访者倾听身体给予答案——而它可能会不同于头脑所出的主意。或者，来访者也许很清楚，他/她想要处理在腾出空间练习中，被搁置一旁的哪个问题。然后，治疗师可以邀请来访者去感知这个问题带来的整体感觉，关注一下它在身体里的感觉是怎样的，获得一个体会。

3. 把手/象征：一个词语、句子、画面、姿势或声音

一旦接触到体会，治疗师便请来访者看一看，是否有一个把手或象征——一个词语、句子、画面、姿势或声音——能够用来形容这个体会。找到一个契合于体会的把手/象征，能帮助来访者靠近体会，并协助体会开放和转变。

4. 交互感应

治疗师请来访者在把手和身体体会之间来回感知，检查把手/象征（词语、句子、画面、姿势或声音）是否契合内在的感受。如果感觉把手/象征是不准确的，来访者会被鼓励让这个把手/象征离开，然后邀请新的词语、句子、画面或声音出现。

5. 叩问

这个步骤会让来访者想象坐到体会的旁边，问它问题并倾听它的回答，进行内在的对话。这里有双重的觉察——体会和坐在体会旁边的部分自我。坐在体会旁边的这部分自我和体会建立了关系，双方能够进行内在的对话。所提的问题都是为了帮助体会开放、显露或转变。各种叩问体会的问题包括：

- 是什么造成它如此_____？比如，如果把手是"释放"这个词，想象坐到体会的旁边，问问它，"是什么让它如此'释放'？"你只要简单地在空格处填入（是什么造成它如此_____？）。
- 它面临的难题是什么？或者，它主要的问题是什么？
- 它最差的状态是怎样的？
- 它需要什么？

在"叩问体会"的步骤中，加入身体的智慧和想象问题已被疗愈或解决，也是很有帮助的：

- 想象问题都被解决了。感知一下，假如问题都被解决了，你身体的内部看起来和感觉上是怎样的。看看是否有一个画面或词语，像一个把手一般，很契合于去形容问题都被解决了的内在体会。

这种聚焦于问题解决取向的体会，能帮助调动个体天生的疗愈能力——就像简德林说的"生命前行的方向"。创造性想象的启动，能帮助一个人看见当面临束手无策的难题、感觉或进退两难处境时，她/他可以有的前进道路。当来访者想象出解决的方案后，接下来这些问题将有助于和体会的工作。

- 在解决的道路上有什么障碍（在问题和解决方案之间）？
- 你需要什么（去解决问题）？
- 朝向正确方向的一小步是怎样的？

叩问体会的问题，是为了加深来访者和体会的连接，通过内在的关系

（聚焦态度）帮助体会展现，允许它朝着生命前行的方向很自然地开放。最后一个问题，"朝向正确方向的一小步是怎样的？"，能帮助来访者从身体的智慧中发觉那通向改变的可行的一小步。通常从一个人当前的状态，到他／她想要获得的状态，就好像从山谷爬向山顶。一步一步地行走，会让改变更容易成功地完成。确认来访者很具体的、能做到的一步，能帮助她／他一步接着一步地前行。

6. 接收

接收是开放地倾听体会对问题所做出的回应。你的思想可能会进来，并尝试去屏蔽回应。很重要的是，我们要欢迎所出现的任何内容。如简德林所说的：

> 感知上的接收，是指让这一步骤自然呈现，给予它进入的空间，不要去评判它，无论它看起来是古怪的或者错误的。它的出现会伴随着一点身体上感觉的释放、一个呼吸、一个身体的体会，而这些对于它都是准确的，也是你想要的。

接下来的引导文，基于简德林的聚焦六步骤过程而创设，作为对聚焦基础方法的介绍。在本书中你将读到多种类似的引导文，有些整合了艺术治疗，有些则适合各种主题和人群的治疗。

练习2.1　基础聚焦引导文（无艺术内容）

1. 腾出空间（无艺术内容）

请你找到一个舒适的坐姿。做几个深呼吸，关注一下你的呼吸如何进入和离开你的身体。感觉一下你所坐的椅子，和你脚下的地面对你的支持，安住在这里。自由地选择闭上你的眼睛或是保持睁开……看看哪种让你感觉更舒适。当你呼吸的时候，跟随你的呼吸到达身体内在，注意一下你的内部感觉如何。看看它是紧的，或是温暖的，或是紧张不安的或平静的……或其他任何感觉。当你准备好了，问一下自己"此时此刻，我的内在感受如何？"仅仅保持倾听……给你的身体一点时间，让它给出答案……不带评判地接受你所发现的任何内容（暂停一下）。现在，想象你正身处于一些很安静的地方……它可能是你已经知道的一个地方，或是你在想象中创造出来的。当你准备好了，问一下自己，"此时此刻，在我和感觉'一切安好'之间，存在着什么呢？"允许任何内容涌现、涌现……现在先不要去关注任何特定的问题……当每一个问题呈现时，想象着将它放置于离你有一定距离的地方。有些人喜欢想象自己坐在公园的长椅上，把每一个冒出的问题放在附近的另一张长椅上。其他有些人喜欢想象将问题放到湖中的一艘小船上，然后让船驶出去一定距离……或者将所有问题打包进一个包裹，再把包裹放到让自己感觉合适的距离之外。

如果问题清单停止了，就问一下自己，"除了这些，我感觉'一切安好'，是吗？"如果还有问题冒出来，就将它添加入清单。同时，让你自己和所有问题保持舒适的距离。

背景感觉

有时候我们会感受到背景感觉——就像总是存在于那里的感觉。比如经常有的一点焦虑或总感到有一点抑郁……检查一下自己的内在，看看在通向感觉"一切安好"的路上，是否存在着背景感觉这个障碍……把它挖掘出来，添加进问题清单。再次检查内在。现在感受如何？（暂停）

"一切安好之地"

现在，我想邀请你去感知"一切安好之地"。将你的注意力转向内在，让它栖息于"一切安好之地"……看看是否有一个词语、句子、画面、姿势或声音，像个把手一样很契合于描绘"一切安好之地"……和你的身体核对一下，确保这个把手很准确。如果它不合适，就邀请很匹配于"一切安好之地"的新的词语、句子、画面、姿势或声音出现。

2. 选择一个问题进行工作并获得体会

查看一下那些被你搁置一旁的问题，看看现在是否有一个问题很需要你的关注。你可以看看，是否有某个问题让你知道它想现在被工作，或你能挑选问题来工作。和你的身体核对一下，看看你是否获得了它的允许去聚焦于这个问题……接纳任何所呈现的。（暂停片刻）体会：花一点时间去感知这整个问题……叩问一下，"它的整体感觉是什么？"接纳任何的回应。（暂停）

3. 把手／象征

看一下是否有一个词语、句子、画面、姿势或声音，像个把手一样很契合于这个内在的体会。

4. 交互感应

和你身体的体会核对一下，这个把手／象征是否准确。如果它不匹配，就让它离开，邀请新的词语、句子、画面、姿势或声音出现。

5. 叩问

我们将问这个体会一些问题。有一些它会回答，有些则没有什么关联——所以你可以忽略（如果你想回答，请让我知道）。

想象你正坐在体会的旁边，陪伴着它。

- 问一下，"是什么让它如此_____？"或者："它的难题是什么？""它主要的问题是什么？"或者"它最糟糕的状况会是怎样的？"
- 想象一下这个问题都被解决了，就好像在书的背面看到了答案。感知一下，如果这个问题被解决了，你身体内在的感觉是怎样的。看看是否有一个词语、画面、姿势或声音，像个把手一般很契合于这种问题都被解决了的内在体会。

邀请来访者问体会以下问题：

- （在问题和解决之间）存在着怎样的困难？
- 需要什么（来获得问题最终的解决）？
- 通往正确方向的一小步是怎样的？

6. 接收

接收内在的回应。花一点时间进入内在一个静止的空间。也许你想留意一下，你是在聚焦开端的哪里起始的，又到达了何处。看看这个过程中，是否有什么东西是你想在今后携带在身边的。

临床中的六步骤：和绮儿丝登的一次聚焦治疗会谈

接下来的治疗简述，示范的是简德林的六步骤运用于个案绮儿丝登的聚焦治疗，该来访者是一位 45 岁的女性，她在家庭和工作生活中都经历着各种各样的冲突。

1. 腾出空间

治疗师引导绮儿丝登将专注力转向内在，在感受"一切安好"的过程中识别困扰她的问题（推荐的聚焦引导文，可参见前面的"聚焦基础引导文"）。

来访者：（感知她的身体）是和我儿子之间的问题……我的工作……还有对我妈的担心。

治疗师：你面临着和你儿子关系的问题、你的工作，以及对你母亲的担心［反射］。你能再进入身体问一下，是否"除此而外，我感觉'一切安好'吗？"

来访者：（感知内在）是的。

背景感觉

治疗师：有时候我们会有背景感受——一种**经常**存在的感觉，比如**总是**感到担忧或经常很焦急。看看在感受"一切安好"的过程中，是否有背景感觉出现。

来访者：（一分钟以后）感觉到经常会担心很多需要照顾的细节……无法放松。

治疗师：看看你是否能把整个背景感觉铲起来……和那些你已放置于身体之外的问题放在一起。（几分钟之后，绮儿丝登的脸部柔和了，脸色也红润起来。）除了所有这些问题，你感觉"一切安好"吗？

来访者：（点头）是的。

"一切安好之地"

> 治疗师：将你的注意力专注于"一切安好之地"，看看是否有一个词语、
> 句子、画面、姿势或声音，像一个把手一样，很契合于内在的
> 这个体会。

> 来访者：我的心脏部位感觉很充实。就好像在我的心脏底部，有一个雕
> 刻出来的立体的摇篮。我的双手都环绕着它，并很有节律地摇
> 动着（来访者的声音听起来柔和、舒服。治疗师将充实的心、
> 摇篮、有节律的运动这些要素，都反射给来访者）。

2. 选择一个问题并获得体会

> 治疗师：扫视一下之前被你放置于一旁的所有问题——和你儿子的关系、
> 你的工作、对你母亲的担忧、忧虑很多细节的背景感觉——
> 感知一下，此时此刻，其中的某一个问题是否最需要你的关
> 注……或者现在你很想聚焦于其中的某一个问题。

> 来访者：我儿子。

> 治疗师：关注和你儿子有关的这个问题……在你的身体里感知一下它带
> 给你的整体感受。

> 来访者：（来访者向内感知，然后举起手到喉咙位置）我的喉咙里有扎扎
> 的感觉［体会］。

3. 把手 / 象征

> 治疗师：看看是否有一个词语、句子、画面、姿势或声音，像把手一般，
> 很契合于形容这个内在的体会。

> 来访者：（安静地感知着）"扎人的"。

4. 交互感应

> 治疗师："扎人的"这个词很契合于你喉咙里发痒的感觉。请在"扎人

的"这个词和你的身体感觉之间来回感觉，看看这个词是否准确？［交互感应］（来访者点头回答"是的"。）

5. 叩问（体会）

治疗师：看看你是否能友好地对待喉咙里扎扎的感觉。［聚焦态度］想象你坐在它的旁边……问问它"是什么让它这么扎人？"或者，"它的困难是什么？"［叩问］

6. 接收

来访者：那里有恐惧。

（接下来呈现的是一个内在对话，在叩问和接收步骤之间交替进行。）

治疗师：你能问一下它，是什么让它这么地害怕？

来访者：（专注于内在几分钟）我的儿子正在成长为一个青少年。那个害怕是关于，当他从一个小婴儿变成一个男孩，再成长为一个男人时，生活会让他的内心变得空无一物。

治疗师：你的内在有一个恐惧，害怕当你的儿子逐渐成为一个青少年和成人时，生活会让他的内心空无一物（来访者认同）。想象一下，如果这个问题被彻底解决的话，看起来和感受起来是怎样的。

来访者：（感知她的身体）［在聚焦过程中］我感觉到自己在延伸……比我实际的身体要高。

治疗师：你能问一下，"在你感到延伸……比你实际身体高的过程中，有什么障碍吗？"

来访者：失去我宝贝的恐惧。

治疗师：恐惧会失去你的宝贝。你能问一下这个恐惧，它需要什么吗？

来访者：（过了几分钟）我看到之前我自己心脏的画面——它在摇篮里，我的双手支撑着它。

治疗师：你能回到内在，并问一下，"朝向正确方向的好的一小步是怎样的？"

来访者：（倾听内在）认识到自己的恐惧和丧失是有帮助的。我心脏上的那双手是在提醒我，要照顾好自己的心。它让我感受到更加地广阔——而我的儿子需要更多的空间去成长。

绮儿丝登之后分享说，当她把每一个问题都放置于一旁时，感到很平静，而整个过程感觉就像在温和地呈现她某些曾被控制得很紧、很局限的东西，被更好地理解并变得更广阔。

聚焦步骤的益处

- **腾出空间**：帮助来访者不要过分认同于她/他所承受的困扰或问题。通过将问题放置于一个想象中的距离，自我能体验到"完整"。腾出空间能让来访者碰触到一个永远能获得的天然的生命的正向能量，而这个能量却经常被困扰或问题所埋葬/堵塞。腾出空间可以帮助来访者明白，他们不等同于他们的问题，有一个更深刻的自我是分离于他们心理上的困难的。当烦恼被放置于一旁，负重会减轻，解放了的能量便进入身体。因为这个被清理出来的空间和有活力的能量，来访者才有能力去面对成堆的忧虑，并选择一些问题去工作。

- **背景感觉**：辨识背景感觉，能帮助来访者对妨碍到健康的长期性问题和无意识状况（比如：疲倦、焦虑、担忧、恐惧等），更有觉察力并保持合适的距离。

- **"一切安好之地"**：花一些时间去清理内在的空间，认知到这个"一切安好之地"，会加强来访者完整感的体验。这个自我的部分可以通过超个人心理学、心理治疗和灵性练习去进一步探索。

- **选择一个问题**：与其让自己迷失于令人困惑、充满困境或隔离感觉的汪洋之中，还不如选择一个要工作的问题，这样有助于获得进步和创造改变。

- **体会**：体会能提供给我们有关问题的身体感知，为我们打开一扇门，去了解关于这个问题的更多含义。对问题的体会也携带着生命前行的力量和它本自具足的疗愈智慧。

- **把手/象征**：帮助我们记住一种感觉体验，并携带着它前行。

- **交互感应**：促进身体的感知，去了解什么是真实和可信的。

- **叩问**：深化我们和自己内在的连接，确信问题和答案都存在于一个人身体的智慧中。

- **接收**：为我们打开大门，听到内在的智慧和解决方案。

提示和难题解决

1. 如果对连接上体会有困难：

- 先开始做身体觉察的练习，比如：关注呼吸如何进入和离开身体；伸展手臂、腿，转动头部，提一下肩膀，等等。

- 保证你能"友好地"对待任何内在所体验到的内容。

- 不用担心你是否做得正确，或是否已经"捕捉"到它了；信任正在发生着的一切。

- 看看当你正尝试着去感知身体内在时，是否有一个批评性的自我部分正在评判或攻击你。对它说"你好"……然后再看看是否能将它放置于离你有一定距离的地方。

- 看看是否你有一个要求完美的部分，期望你以"完美"的方式，去获得体会。也对它说"你好"，看看是否能把它放在适当的位置之外。

2. 如果你很难想象把问题放到一定距离之外，或它们不愿去你设法安置它们的地方：

- 尝试不同的想象画面。你可以想象把问题放到门外，那里有人帮你把这些问题放进一艘船里，让船驶过湖泊，到达让你感觉适当的位置。

- 假如想象把问题放到一定距离之外的方法不奏效，那就想象自己后退一步，让自己和问题之间多出一点空间。

3. 有时候和躯体疼痛保持距离会特别困难。在这种时刻，你可以：

- 想象把疼痛装进一个氦气球中，让它飘走。

- 想象你被一个特殊的茧包裹起来，它保护着你，把你带上旅途，远离疼痛。

- 看看你是否能友好地对待疼痛。

- 在你身体核心部位感受有关疼痛的体会。倾听它想要说的和它所需要的。

4. 在"叩问"的步骤，头脑的思考有时候会冲进来，提供一个解决问题的答案和步骤。这种情况有两个方法处理：

- 意识到头脑带着答案跳进来。感谢它并让它知道，你想和身体确认一下，看看它是否有下一步的方案。然后将你的注意力带到身体的内部，向体会提出问题。

- 你可以和身体的体会交互感应，以检查头脑提供的答案是否合适。将头脑的答案带往身体内部，问一问，"这个答案带给身体的感觉是怎样的？身体感觉答案正确吗？"如果答案不准确，意识到这一点，然后问一问是否有一个更合适的解决步骤，是来自身体的体会。

5. 希望问题被彻底解决：

就好像秋天里种下的植物在寒冷的冬季是看不见的，但等到春天来临时，准备好了的绿芽便会破土而出——逐渐生长为繁盛而五彩缤纷的花朵。有一些问题能在一次的聚焦治疗中被解决，然而其他的问题则需要时间，需要一步步地练习来让改变发生。练习去接纳在接收这一步骤中所到来的一切。

6. 当在聚焦过程中走神了或感觉很难聚焦：

可以尝试在聚焦中整合入艺术创作（本书第二部分、第三部分和第四部分）、写作或舞蹈/运动等方法，将体会和内在旅程有形化。

第三章
聚焦取向心理治疗

聚焦取向治疗，根植于存在主义哲学和以人为中心治疗的理论体系，并把来自简德林聚焦思想的概念和方法整合进了心理治疗。聚焦取向心理治疗可以包括，在一次的心理治疗中教授和练习简德林原初的六步骤聚焦方法（或其他多样的聚焦教学方法），也包括在一次完整的心理治疗中于任意某个时段穿插进某个单独的聚焦步骤——腾出空间、选择一个问题、把手/象征、交互感应、叩问、接收。

聚焦取向治疗对来访者安全感的考虑，以及对治疗关系的重视，超过了所有的治疗干预。体验式倾听是聚焦取向心理治疗的关键要素。另外，聚焦取向心理治疗作为以人为中心的治疗体系中的方法之一，也和其他一些心理治疗方法一起结合被运用，比如心理动力学（Preston，2005）、短程治疗（Jaison，2003）、快速眼动治疗（Armstrong，1998）和表达性艺术治疗（Rappaport，1993，1998，2006），等等。

聚焦取向心理治疗的主要观念

以人为中心

聚焦取向治疗吸收了卡尔·罗杰斯（1951，1961）的以人为中心的基本哲学思想，即坚定地相信每个个体都有朝向自我实现的内在价值、尊严和能力。以人为中心的治疗通过基于无条件的积极关注、共情和共鸣氛围的治疗关系，为个体的成长创造鼓励的环境。罗杰斯的"对感觉的反射"或"积极倾听"，被发展为治疗师将来访者所表述的精华内容返述给来访者的方法，让来访者知道他们被深刻地理解了。当治疗师只是反射来访者某些很精确的词语，却错失交流中感受的含义时，罗杰斯的积极倾听方法便会被误解。来访者会觉得他们的话语只是被空洞地重复，而感觉不到共情式的理解。当治疗师的积极倾听做得很好时，来访者会感觉被深刻地接纳和理解，而他们的体验便会伴随着渐增的真实感、意义和深度，朝往成长的方向一点点展开。

简德林补充和拓展了罗杰斯的方法，设法处理了来访者中心治疗相似和不同的面向，包括"在那里的那个人"、人与人之间的关系、聚焦态度、身体式的体会、体验式倾听和生命前行的方向。

"在那里的那个人"

简德林曾写道：

> 在我的学生时代，对我最有启发性的话语之一，便是有人告诉我说："总是会有一个人在那里。"不论是婴儿还是年老之人、表面上看起来没有价值的人，还是显得有点笨的孩子，在那里的是一个人。通常，这是一个整军备战的人，他 / 她付出自己所有内在和外在的能量，奋力去活着。（Gendlin，1996，p.287）

当我第一次在《聚焦取向心理治疗》一书中，读到有关"在那里的那个人"的句子时，我的心中有一个很深的共鸣感，这也是我遇到和我一起工作的人们时拥有的感觉。虽然"在那里的那个人"在简德林这本书的倒数第二章中才被讨论，我却将之作为第一部分来阅读。"在那里的那个人"对我来说是首要的。

治疗关系

在聚焦取向心理治疗中，治疗关系的品质无比重要。在来访者心中培养安全和信任感，先于任何的方法、技术或治疗干预。如果缺乏安全感，治疗技术便缺乏意义，而且经常会引起来访者的阻抗。在我作为治疗师的体验中，每当我遇到来访者的阻抗时，我便会尝试着关注来访者感受到的安全感如何。治疗关系中的安全感建立于对来访者及其经历的很深刻的尊重、对"在那里的那个人"的欣赏、治疗师的自我觉察（对反移情的监察）、治疗师自己的整合度和真挚，等等。聚焦态度和体验式倾听能有助于提高来访者的安全感。

心理治疗中的聚焦态度

简德林所强调的"聚焦态度"，将罗杰斯对治疗关系中促进成长的要素（无条件积极关注、共情、同调）的关注导向内在体会。正如他所陈述过的，"来访者对体会的态度和回应，需要一个以来访者为中心的治疗师的引导！"（Gendlin，1984）。

对来访者和治疗师来说，聚焦态度都是聚焦中的起始步骤。聚焦态度有助于治疗师和来访者将欢迎和友好的态度带向来访者正在经历的一切，帮助来访者较早地学会如何于内在创造出一种安全的感觉，去面对他们自己的体验。通过聚焦态度，来访者也学习了如何陪伴他们的体验——学着与体会保持连接的同时，拥有一部分自我，能够去观察体会。随着时间的推移，来访者培养出一种自我接纳和慈悲的内在态度。来访者对待自己体会的方式，和治疗师对待来访者及其体会的方式，都能滋养来访者的聚焦态度。

来访者内在的聚焦态度

为了支持来访者发展其对内在自我的聚焦态度，治疗师可以通过他们的临在，传达同情和接纳，也可以通过叩问去引导来访者产生聚焦态度。比如，玛丽恩，一位30多岁的女性来访者，谈到她和老板一起工作的困难："我一次又一次地准备着我不得不做的工作报告，然后等我做完了报告，我的老板便一言不发地走开了。他总是这样，就好像我是一个隐形人。我很愤怒！"

能帮助促发玛丽恩内在聚焦态度的问题可以是：

- 你能友好地对待它（感觉不被看见和愤怒）吗？
- 你能对内在感觉到不被看见和愤怒的地方说声"你好"吗？

- 想象你坐到它的旁边。你能陪伴它（感到不被看见和愤怒的地方）吗，就好像你正陪着一个脆弱的孩子？

- 嗯……愤怒和不被看见？你能对自己说，'哦，这很有趣'吗？

- 你能想象我们一起坐在感觉不被看见和愤怒的旁边，陪它一会儿吗？

治疗师把问题提供给来访者，而来访者将问题带向内在的体会，促发出聚焦态度。治疗师教会来访者，和自己内在拥有友好、欢迎空间的自我部分建立连接，与此同时去体验内在体会。

有助于引发聚焦态度的问题包括：

- 你能友好地对待它吗？

- 你能对内在的体会说声'你好'吗？

- 想象自己坐在它（体会）的旁边。你能一直陪伴着它，就像你陪着一个脆弱的孩子那样吗？

- 你能想象我俩都坐到它（体会）的旁边，陪伴着它吗？

治疗师将聚焦态度传递给来访者

当邀请来访者将聚焦态度带向他们的内在体验时，治疗师坐在来访者一旁，也将同样的聚焦态度传达给来访者的内在体验。治疗师要通达自己内在自我的某个部分，这个部分对来访者的体验拥有"友好的"和"欢迎的"态度。当来访者正陪伴着他们自己的体验时，治疗师要感知自己内在那个能陪伴着来访者渐渐展开的内在体验的领域。"保持陪伴"是安住于临在和专注于体验的方法。来访者对自己的体验保持临在，治疗师则对来访者和他们的体验保持临在。来访者经常会汇报说，他们能感觉到与自己有很深刻的连接，也感受到治疗师的临在。而当治疗师感觉和来访者展开的体验有连接时，也能感觉到自己内在的稳定。

治疗师内在的聚焦态度

训练成为一名聚焦取向的治疗师，需要治疗师学习和练习聚焦。为了有效地帮助来访者体验聚焦态度（对自我的慈悲和友好），治疗师需要练习以聚焦的态度去生活。大多数聚焦取向治疗师将聚焦整合进生活方式中。有些治疗师有长期合作的聚焦搭档，来加深他们的练习；其他一些治疗师则自己练习聚焦。生活时时刻刻会提供机会，让他们练习友好地、接纳地、善意地和慈悲地对待自己内在的体验。治疗师更多地发展了自己的聚焦态度，来访者便会更好地感受到对自己内在体会的无条件地接纳和临在。

体验的维度：体会

聚焦取向治疗进入一个身体性的维度，简德林（1996）称之为发生于意识和无意识的边界处。他陈述道：

> 对这个边界领域的直接感知，会被体验为身体性的，比如生理性、躯体式的感觉。它是一种很特殊的身体性知觉……向内感知……（1996，p.18）。我指的是更深一层的无意识内容将会呈现，它首先会被身体觉知到，而不是被头脑知道或开放的，也不是在"前意识"中。弗洛伊德未曾赋予这个层面以概念，在寻常的语言系统中它也未被定义过。现在，我们称之为"体会"（1996，p.19）。

聚焦取向治疗帮助来访者觉察体会（felt sense）的存在（本书第二章做过介绍），和它坐在一起，允许它展现自己的智慧。要实现这个目标，可以通过咨访关系、聚焦态度、体验式倾听、聚焦步骤、将聚焦整合进治疗等方式。

体验式倾听

倾听是聚焦取向心理治疗不可或缺的一部分。正如简德林陈述的：

比起罗杰斯，我把反射式倾听放在更中心的位置。如果没有反射，渐渐地，当来访者的内在边界处打开，并接收到信息时，治疗师和来访者都没能理解其含义和感觉，而令它孤零零地在那。

简德林精练了罗杰斯的积极倾听，并称之为"体验式倾听"，以此阐明治疗师倾听后的回应，是指理解了来访者的体验过程——他们的体会。

在一次心理治疗中，治疗师接受来访者在交流中的整个体验——通过词语、能量和其他非语言交流信号，比如声音语调、面部表情、姿势和动作。治疗师在自己内部感知来访者在交流中的感觉如何，他／她真正想说的是什么，意义是什么。当治疗师接收到来访者的这些交流信号后，和自己的体会建立连接。然后治疗师给来访者提供一个反射——一两个句子，表明对来访者整个表达的理解。治疗师给予"在那里的那个人"反射，而来访者接收到反射，并于自己的内在检查，看看它感觉起来是否准确。如果感觉这个反射不适合，或不契合"在那里的那个人"内在真实的体会，来访者可以说它不准确，这样有望使双方的沟通更清晰。治疗师接收到新的交流信号，尝试着再次去理解来访者的确切表达。在体验式倾听中，治疗师没有理解正确经常是整个过程的一部分；这样能帮助来访者连接他们的体会、听见体会、重新理解体会。当倾听的回应很准确时，来访者的聚焦过程将更加清晰、深刻，更能富含意义地展开。

关于倾听的参考内容（改编自 GENDLIN，1981A；MCGUIRE，2007）

1. 为了更好地倾听，你可以做聚焦的第一步，让你自己归于中心；或做腾出空间练习；也可以通过其他方法（比如写日志、艺术、运动、冥想等），帮助把那些妨碍你完全处于当下的问题或感觉，先放置于一边。

2. 给予来访者你全然的关注，将你自己的评判先搁置一旁，接纳他们本来的样子和他们要说的话。

3. 理解来访者这个人的整体——词语、感觉、语音语调、姿势、面部表情、动作等。

4. 表达你的理解。

● 以一两句话回应（用你自己的词汇或他们的）你所听到的来访者尝试传递的含义。

● 不要试图修正、改变或促进来访者所说的内容。只是开放地倾听、真实地回应、保持陪伴。

5. 让你的反射多样化。

比如：吉娜，一个在读大学生，说道，"住在这么拥挤的集体宿舍，我感觉很不舒服。我感到自己都有幽闭恐怖症了，真想感恩节早点到来！"

● **说同样的词语**——尤其是那些很有影响力的词语。

你感觉自己都得幽闭恐惧症了；住在集体宿舍你感到很不舒服，很想感恩节早点到！

● **改写**

住在集体宿舍，你有幽闭恐惧症的感觉，很想感恩节早点到，快点离开那里！

● **肯定**

对于住在集体宿舍，你感觉很不舒服，很想早点离开！

● **用画面做比喻**

你感觉自己就像一个被关在笼子里的动物，等不及想要获得自由了！

当来访者所说的没有像吉娜这么清晰时，以下两种示范是有用的。

比如：瑞恩，一位 28 岁的来访者，正考虑要结婚："我想和艾莉森结婚，但我担心我们生活背景的差异。"

● **试探性的询问**

听起来似乎你有一部分想和艾莉森结婚，但又有另一部分不是很确定。是这样吗？

● **肯定性的询问**

你真的完全不确定自己是否做好准备要和艾莉森结婚了？

6. 当来访者所说的内容很复杂时。

● 以一两个句子反射来访者所说的关键内容。

● 和来访者核对。让她 / 他纠正、补充，等等。接收你所理解的，并给予反射——比如，"我没有完全理解你所说的全部内容……我听到的是……"

7. 允许自己犯错。

● 来访者能感受到你想了解他 / 她的意愿。

● 知道他们交流的**不是**什么，能引导来访者发现真相**是**什么。

8. 如何知道你的反射错了，并需要做什么。

● 来访者一次又一次地重复相同的内容。看看他们的词语是如何变化的……再次给予反射……问问来访者你的理解是否正确；如果不准确，仔细地倾听，并尝试着再一次给予反射。

● 来访者的脸变得紧绷、紧张、困惑、试图理解你在说什么……停下来……告诉来访者，你不是很清楚他们所说的内容……请他 / 她再说一遍……然后把你听到的反射给对方。

将聚焦整合进治疗

不论是简德林的聚焦六步骤，还是其中任何一个步骤，都可以被整合进心理治疗中。

简德林的聚焦方法

我们教来访者整个聚焦六步骤（参见第二章），通常是指一整轮聚焦对来访者是很实用的。它可以用于个体、伴侣和团体治疗，等等。学会聚焦方法后，伴侣或团体成员可以一起轮流练习聚焦，这样便能在治疗情境外运用聚焦的过程。个体也可以继续他们的聚焦练习，从而在治疗之外通过聚焦这一资源获得支持（参见附录 B）。

将聚焦步骤穿插进心理治疗中

另外一种将聚焦运用于心理治疗的方法，便是把个体的聚焦步骤（比如：腾出空间、选择一个问题和体会、把手 / 象征、交互感应、叩问和接收）点缀于来访者的体验过程中，以下便是根据来访者米歇尔的临床治疗过程所做的简单介绍。

腾出空间

来访者被淹没式的、不清晰的、困惑的、过度压力的感受困扰时，可以从治疗一开始的腾出空间练习中受益。

聚焦取向的治疗建议："当你感觉被感受淹没（或不清晰、困惑、压力重重）时，以聚焦的第一步骤开始通常是很有帮助的，在这一步骤中，你关注内在感觉'一切安好'的地方，而所有阻碍你获得这种感受的问题，你都想象着它们离你有一段距离。你愿意这样尝试吗？"

选择一个问题

来访者来到治疗时，经常会先开始说她们来的路上发生了什么、她们在等候室里读了什么、她们注意到的有关治疗师和办公室的内容，或者她们在新闻里看到的故事。而有些时候，她们则沉默以对。有时，她们甚至表示不知道要说些什么。这种时刻，我们可以邀请来访者向内探寻，看看有哪个问题需要被讨论，这样能帮助来访者学会倾听内在，听到并注意到什么对她们是重要的。

聚焦取向的治疗建议："你愿意花一点时间倾听一下内在，看看今天有什么问题需要你的关注吗？"

选择一个问题和体会

当来访者正在谈论或讲述有关一个体验的故事，治疗师可以聆听一会儿，直到来访者似乎碰触到一些重要的东西。这通常会呈现为声音中一个情绪性的语调，或一个非语言的提示，比如热泪盈眶、肌肉紧张度的变化和肤色的改变。

治疗师可以通过让来访者安静下来或做几个深呼吸，为来访者获得体会创造空间。根据来访者的状态，治疗师也许可以邀请来访者，"做几个深呼吸，如果你感觉舒适，可以选择闭上眼睛，然后让你的觉察力进入身体内在，看看那里发生了什么。"

对于觉得闭上眼睛不安全的来访者，治疗师可以放慢节奏、保持正念的觉知、请来访者去关注——睁开眼睛——当她/他谈论自己的状态或问题时，身体内在是怎么样的。治疗师减缓速度、将问题导向身体的内在空间，能鼓励来访者对自己的体会变得更有觉察力。

聚焦取向的治疗建议：治疗师提出的问题，需要帮助来访者关注自己正在体验到什么，比如：

- 当你在谈论这个问题的时候，你愿意花一点时间，注意一下你的（身体）内在感觉如何吗？
- 此时此刻，你的身体里边发生了什么？
- 目前你的内在正发生了什么？

比如，雪莉，一位 50 岁的来访者，正说到她生命中的变化：

雪　莉：我正处在生命的某个阶段，就是我不再能感觉到生命的意义。我有一种内在空虚的感受。

治疗师：你感觉到内在的一种空虚感。[体验式反射] 你能感知一下它带给你的整体感觉吗？[引导来访者进入体会]

雪　莉：它在我的心脏部位。[体会]

之后，雪莉继续她找到把手／象征和交互感应方面的工作。

把手／象征

当来访者和内在的体验或体会有所联系之后，治疗师也许可以建议他／她看看，是否有一个"把手"或象征，很契合于内在的体会。

聚焦取向的治疗建议：

治疗师（对雪莉）：继续你对这个内在感知（在你的心脏部位）的关注，看看是否有一个词语、句子、画面、姿势或声音，像一个把手一样，很契合于描绘这个内在体会。［引导向把手／象征］

雪　莉：我看到一个画面，我的心伸出手臂，渴望连接。［把手／象征］

交互感应

当来访者在讲述时，治疗师倾听着她／他的描述中有关感觉或意义的共鸣。然后邀请来访者向内检查把手／象征是否准确或合适。

聚焦取向的治疗建议：

治疗师（对雪莉）：你能和你的身体核对一下，看看对于那个画面（你的心伸出手臂渴望连接），你的身体感觉它准确吗？

叩问（体会）

当来访者在讲述一些内容时，他／她可能会看向治疗师寻求答案。注意到这一点，治疗师可以引导来访者回到他／她内在的体会。

聚焦取向的治疗建议： "让我们花一点时间……将你的注意力带回到你的内部有感觉的那个地方……想象你坐到它的旁边……问问它，'是什么造成它如此的_____'？（或者另外一个有关体会的问题，'它关键的困难是什么？''它需要什么？''它最差的状态会是怎样？'）"

接收

治疗师鼓励来访者听到体会想要表达什么。

聚焦取向的治疗建议："花一点时间，去听一听，它（体会）想要说什么（在向体会提出一个问题之后）。"

当来访者表现出一些放松，或一些积极的感受由内呈现，治疗师可以鼓励她／他更充分地去接收这些信息：

聚焦取向的治疗建议："你愿意花一两分钟的时间，仅仅是和这个体验待一会儿，接收它想要提供的信息吗？"

接收能让来访者获得自己身体提供的智慧。它可以帮助来访者在合适的条件下，加深自己的洞见，发现源于内在的治愈答案和步骤。

个案：米歇尔

米歇尔是一位 50 岁的女性，她刚丢了她在高科技领域的工作。在经历了六个月重新找工作却无果之后，她变得缺乏信心、抑郁和无望。当她说话的时候，我注意到她的身体有点没精打采，声音则在颤抖着。

我尝试着引导米歇尔和体会建立连接，首先是通过言语的反射，然后指导她专注于身体里的体会。言语的反射能帮助治疗师建立起和来访者之间共情性的连接，并让咨访双方都能够探知，体验式反射是否契合了内在的体验。

来访者：（声音发抖、没精打采）我对找工作感觉无望和绝望。我再也找
　　　　不到工作了。

治疗师：你内在的某个部分，对于找工作很无望和绝望。［体验式反射］

来访者：是的……太丢脸了。

治疗师：你内在有一个地方感觉很丢脸。

来访者：（点头）是的。

治疗师：你能感知一下身体内在，那个感觉无望和丢脸的部位吗？　［引
　　　　导至体会］

来访者：（过了一会儿）我身体里边有一种蜷缩着的感觉［体会］，还有

一个画面，对自己感觉很羞愧。[把手 / 象征]

治疗师：你感觉自己的身体蜷缩着，还有一个感觉自己很羞愧的画面。你能友好地对待内在那个蜷缩着的、感觉自己很羞愧的地方吗？[聚焦态度——"友好的"] 你能想象一下自己坐到这个部分的旁边，陪伴它一会儿吗？[聚焦态度——"陪伴它"]

（房间里很安静，米歇尔的眼睛闭着，我能感觉到她正安住于当下的陪着自己。）

治疗师：看看是否有一个词语、句子、画面、姿势或声音，很契合于身体蜷缩着、感觉自己很羞愧的体会。[引导至把手 / 象征]

来访者：挫败。[把手 / 象征]

治疗师：你能问一下它，"是什么让它这么挫败？"或者，"它最主要的难题是什么？"[叩问体会]

来访者：我看到一个画面，我正努力地往山上爬，但无论我如何尝试，都一直滑落下来。[接收]

我自己的内在体会是，米歇尔陷入了很挫败的体会中。为了帮助她和迷失于内在"挫败感"的体会保持一定距离，我邀请米歇尔去回忆一下，她在工作中感觉很自信的时刻。（我将"叩问"步骤中的问题穿插进来。）

治疗师：花一点时间闭上眼睛，如果你觉得这样舒适；或者你更愿意睁开也没问题。看看你是否能回忆起，你曾经在工作中感到很自信的时刻。让你意识到自己的技能、力量和把事情做好的时刻。当你有这些记忆的时候，请让我知道。（米歇尔点点头，示意她有回忆了。）注意一下，当你回想那些有力量和自信的时刻，你身体内的感觉是怎样的。[引导至体会]

来访者：我感觉到一股很强大的能量，从地面升起，穿透我的身体。我不再驼背、感觉渺小。我感受到了山顶的阳光……感觉自己像大山一样稳定。[体会]

米歇尔能够连接上她来自过去积极体验中的强大和稳定感，帮助她不再深陷于挫败感和羞愧感之中。她才能确认正确的步伐，迈向寻找新工作的挑战（你将会在本书的第二部分和第三部分，看到有关聚焦取向艺术治疗的案例记录，即米歇尔的体会很自然地通向有关山顶阳光的艺术性创作，提高和加深了她生命前行的新体会）。

本个案中，在米歇尔谈论她的体验和治疗师提供建议、引导出聚焦态度、连接体会、进入与体会的内在对话之间，一直存在着持续的流动。我们的工作往返于睁开眼睛、谈论、检查内在、再谈论等之间。将聚焦建议穿插进心理治疗之中，会和第二章所介绍的，引导来访者进行一个完整的聚焦步骤，有着完全不同的流动。

聚焦和其他心理治疗方法的结合

以上的临床个案介绍的是聚焦取向治疗运用于以人为中心类型的心理治疗中，除此之外，聚焦还可以被整合进其他的心理治疗方法，比如动力学心理治疗、人本主义治疗、认知疗法、行为疗法和超个人心理治疗。每个理论方法都可以纳入对体会的参考。接下来两个个案会让我们大致领略一下聚焦是如何丰富心理治疗的。

在一次心理动力学治疗中，来访者被邀请去探索她的移情反应：

来访者：上周我取消了我的预约，我想这会让你很心烦……而我应该要照顾你的感受。

治疗师：你认为我对于你取消预约会感到很心烦……而你没有照顾好我的感受。你能感知一下内在，这整体的感觉是怎样的吗？［引导向体会］

进一步的探索也许可以是："你能感知一下，你想象我的方式，是否和你过去的什么有联系？"在这个简短的例子中，精神分析取向的基础要素，可以和聚焦取向中身体性的体会整合起来运用。

认知治疗方法也可以和聚焦取向方法整合到一块。比如，一个来访者重复着负面的自我评论，就像"你太愚蠢了！你总是做错事情！你永远也做不对！"治疗师也许可以建议："看看你是否可以友好地对待内在那个总是负向评价的地方……并关注一下身体内在对这些词语的反应是怎样的。"

　　来访者：我感觉自己深深地躲藏在身体内的一个裂缝里。

　　治疗师：你能问一下它，"这个部分真正想听到的是什么呢？"……然后看看会有什么出现。

　　来访者：（暂停了一会后）我听见一个句子，"犯错是没有关系的。这是人的本性。"

治疗师继续引导来访者，当她／他注意到自动化思考，例如"你太愚蠢了！"又出现时，就用新发现的句子来代替，"犯错是没有关系的……"聚焦提供了一个新的途径，帮助我们和来自身体性体会的内在健康信息建立连接——这也可以被运用于认知层面的工作。

既然本书的研究范围在于整合聚焦和艺术治疗，我便不再多谈聚焦和其他心理治疗方法结合运用的例子。我将会在第六章谈论整合这一概念的重要性，因为它建立了聚焦取向治疗的根本基础。

提示：引导进入体会的问题

聚焦的各个步骤可以被有机地交织进来访者体验的展开过程中。它们不需要非得按特殊的顺序才能进行。

开始

- 你愿意花一点时间倾听一下身体的内在，看看今天最需要你关注的是什么吗？

- 你愿意将阻碍你感觉"一切安好"的任何问题，先搁置于一旁吗［腾出空间］？

体会

- 你能关注一下，当你在谈论那个问题的时候，身体内在的感觉是怎样的吗？
- 此时此刻，你的身体内部发生了什么？
- 你的身体内部感觉如何？

把手／象征

- 是否有一个词语、句子、画面、姿势或声音，像一个"把手"一般，很契合于描绘这个内在体会？

交互感应

- 你能核对一下，看看它（词语、句子、画面、姿势或声音）是否准确？
- 这个［把手／象征］契合你的内在体会吗？

叩问

- 是什么让它如此的_____？［填入有关体会的那个词］
- 它的关键困难是什么？
- 它最糟糕的状态是怎样的？

接下来的四个问题，可以作为一个完整单元，有序地提问。

- 想象一下，这个问题被彻底解决了，会是怎样的，感觉如何？
- （在这个问题和解决之间）存在着什么障碍？
- 需要什么（问题才能被解决）？
- 朝着正确方向的好的一小步，是怎样的？

接收

- 你愿意花一点时间，倾听一下它想说什么吗？

- 你愿意花一点时间，去接受你刚刚接收到的信息吗？

第四章
艺术治疗：历史、概念和练习

什么是艺术治疗？

　　艺术治疗融合了视觉艺术、创造性过程和心理治疗，以此来提升健康——情绪、认知、躯体和灵性。艺术治疗师接受视觉艺术的培训和临床精神卫生工作的培训，使他们能在各种环境中，与儿童、青少年、成人一起工作，这些环境包括社区精神卫生中心、医院、日间治疗项目、学校、托儿所、监狱、医疗中心和工作室，等等。目前大多数的艺术治疗培训项目包括课程和实习，合格之后，再经过附加的临床实践、督导和考试，满足所有要求的受训者才能成为获得正式许可的精神卫生专业工作者，比如精神卫生顾问或婚姻和家庭治疗师。另外，艺术治疗师在获得一个硕士学位后，继续他们的培训并学习专业知识，从而成为注册的艺术治疗师或认证的艺术治疗师协会成员（具体的证书则要根据每个国家艺术治疗协会的标准而定）。

　　艺术治疗师将创造性表达整合进一个心理治疗的体系中，比如心理动力学、荣格学派、认知—行为、叙事、家庭系统、以人为中心及超个人心理学，等等。艺术治疗不仅可用于评估，也能运用到对试图解决的问题的治疗干预中，比如，自我价值感、焦虑、抑郁、创伤、创伤后压力、发展延迟、精神病、认知损伤、神经性问题、成瘾、进食障碍、愤怒管理、冲突解决和其他一些精神健康方面的困扰。艺术治疗师在医学艺术治疗领域也很特殊（Malchiodi，1999）——这是一种健康和疗愈方面的应用方法——另外，艺术治疗也被运用到灵性和冥想的练习中（Allen，2005；Farrelly-Hanson，2001；Franklin et al.，2000；Franklin，2001）。除了临床应用，艺术治疗也被用于灾后救助、社会运动、缔造和平的工作。

艺术治疗的根

虽然艺术治疗作为一门专业，于 20 世纪 40 年代出现于美国，但它的源头可追溯至本土文化、工业革命以及弗洛伊德的精神分析和荣格的分析心理学带来的早期影响、艺术教育家的探索，还有现代艺术的冲击。

反观本土文化从过去到现在的发展，我们能很清晰地看见，艺术是如何被整合进日常生活的——成人礼、治疗仪式、炊具和饮食器皿、人际交流。艺术在古代的普遍性，可以在洞穴绘画、宗教曼陀罗、肖像画、纳瓦霍民族的沙画、部落面具、珠宝和非洲的服饰中窥见一斑。很久以来，珠子、羽毛、石头和木头，都被用来制作具有疗愈和保护力量的护身符、图腾和其他象征物。在当代的本土文化中，艺术仍旧被用作疗愈和沟通的一种渠道。有关艺术治疗的早期著作，都涉及仪式、艺术和疗愈之间的古老联系，McNiff（1979，1981，1992）的很具创新性的著作《从萨满教到艺术治疗》（*From Shamanism to Art Therapy*），其中很有代表性的篇章，有关**艺术和心理治疗**的"永久的萨满"，还有**艺术作为医学**的"萨满的连续性"中，都明确指出了艺术治疗中所蕴含的本土文化根源的深刻的疗愈力量。

当社会变得越发工业化，艺术也渐渐丧失了它在人们日常生活中的功能。艺术变成了一种商品，富人们委托画家为自己画肖像画，或选择其他物品让画家来画。艺术作为一种疗愈方法，被视为是原始文化的事情——不适合文明世界。像萨满教中的仪式性角色，也许能够将那些迷失在幻觉中的人们的灵魂呼唤回来，但如今这些病人则被放到"精神病院"中接受治疗。在 20 世纪 50 年代治疗精神病的药物发展起来之前，人们几乎不可能降低或控制幻觉、精神病性念头、重性抑郁、焦虑或躁狂。在当时，理解那些聋的、瞎的或"精神发展迟滞"的人的方法，还未得到发展，他们都由相应机构统一管理。富有创造性的个体和艺术家，将艺术介绍给治疗精神疾病相关的机构，以平复病人焦虑的心绪，给他们不安的想法和情绪以表达的出口，并为沟通交流提供超越语言的方法。艺术能通向精神治疗机构中病人的内心世界，而这是话语和语言难以做到的。

Beveridge（2001）报告过起始于 1801 年的，由一些精神疾病患者创作的艺术作品，而 Pinel 在其《精神疾病或躁狂症的医疗论文》（*Medical Treatise on Mental Disorder or Mania*）中，也提到了两位病人的画作。Beveridge 还列举了更多有关精神病患的艺术创作，比如 John Haslam 的《疯狂的故事》（*Illustrations of Madness*，1810）；W.A.F. Browne 的文章《疯狂艺术家》（*Mad Artists*，1880）；Lombroso 的《男人的天赋》（*The Man of Genius*，1891），其中包含了 108 名病患的作品；Paul Meunier 的《来自疯狂的艺术》（*Art by the Mad*，1907），出版时署名为 Marcel Reja，该书从美学的视角而非诊断或临床角度来看待艺术作品；还有《作为艺术家的精神病人》（*A Mental Patient as Artist*，1992），该书的作者，瑞士精神病学家 Morgenthaler 记录了 Adolf Wolfi 的创作，他是一个精神病人，同时也是很著名的户外创作艺术家。

在对精神病患的艺术作品进行的收集工作中最为著名的则是 Hans Prinzhorn 的工作（1922），他是德国的一位艺术史学家、哲学家、精神病学家，曾出版了著作《精神病人的艺术才能》（*Artistry of the Mentally Ill*）。Prinzhorn 收集的这些艺术作品，在世界各地都进行过展览，为人们提供机会去深刻地理解精神病人的艺术和精神世界，将那些被隔绝的病人们和社会再次做连接，并把他们的艺术工作中所承载的独一无二的美学价值，带回到现代艺术世界。

艺术治疗也是现代精神分析发展的自然成果，它扎根于西格蒙德·弗洛伊德和卡尔·荣格的学术思想。弗洛伊德的潜意识、自由联想和梦的解析，直接影响了艺术治疗早期的方法，比如艺术治疗开拓者 Margaret Naumbury 的工作便呈现出这一影响（1966/1987，1950/1973）。荣格对集体无意识、原型、象征的强调，为深度心理探索铺设了道路，他在和病人的工作以及自己的疗愈过程中，都将艺术作为内省的媒介。他的"积极想象"方法，成为艺术治疗工作中倾听信息、意义和故事的根基（Chodorow，1997；Jung，1968；Jung and Campbell，1976；McNiff，1992）。

在同一时代，艺术教育家 Rhoda Kellogg（1967）和 Viktor Lowenfeld（1987）观察到，在孩子的艺术创作中呈现的模式，对应着人类的发展。Rhoda Kellogg 是一位心理学家，同时还是幼儿教育者，她从不同的国家收集了介于 2 岁到 8 岁的孩子的画作，总共接近一百万张。她发现孩子们会出现重复的绘画模式、乱涂乱画、空间安排模式、新兴的图形（长方形 / 正方形、椭圆形 / 圆形、三角形、希腊十字交叉线、对角交叉线）、混合图形（将两个或更多图形放在一起）、共有三个或更多图形、曼陀罗、日晷图形，有些图形在人类绘画和插画正式诞生之前便已存在。Lowenfeld 注意到，尽管相对应于孩子们的发展阶段、情绪、社会和认知能力，存在绘画阶段上的限制（比如，任意的涂抹、乱涂乱画、前图形期、萌芽、写实期等），但他们的画一直会进步。Margaret Naumbury 的姐妹，艺术教育家 Florence Cane，教授艺术创作的革新方法，比如为了提高绘画技能，加入身体运动的练习；通过乱涂乱画来创造画面；通过声音和唱颂来教授色彩。

最后，艺术治疗必须作为更广大的艺术世界的一部分被看待。当弗洛伊德发现了潜意识，荣格醉心于原型和深度心理学的同时，那些投入于艺术创作的精神疾病患者们，开启了从艺术世界的写实主义，转向表达内在现实的新视角。艺术家们不再着迷于社会规则，而是开始探寻新的灵感来源，比如原始文化（高更、卢梭）、儿童艺术（Paul Klee，Joan Miro）、以及"疯狂"的艺术（Dubuffet）。在立体主义、达达主义、表现主义、超现实主义等艺术流派兴起之时，Prinzhorn 的书点燃了整个艺术圈的灵感。Dubuffet 收集了精神病人的艺术作品，并定义了原生艺术（Art Brut）[户外艺术（Outsider Art）] 这个新名词——它认可了那些精神病患，还有生活于主流生活边缘处、未受过专业艺术训练的人们的艺术才能（Thevoz，1976/1995）。

人类对创造和交流的天然需求，再加上 20 世纪前半叶心理学、科学、艺术教育和现代社会的发展，为艺术治疗成为一门专业提供了理想的环境。

艺术治疗：作为一门专业

　　Margaret Naumbury 和 Edith Kramer 被公认为是艺术治疗的鼻祖，她们于 20 世纪 40 年代创立艺术治疗这门专业。Margaret Naumburg 将她作为教育家和艺术家的经验，带入她和精神病人的工作中去。那个时期，心理治疗的整体氛围是精神分析占主导的，Naumburg 以相似于精神分析的方式将艺术应用于治疗工作，她请来访者自发地作画，在画中表达自由联想。和导向洞见的艺术作品工作，在艺术治疗领域变得众所周知，这个方法关注"作品"，即指的是"治疗中的艺术"，或艺术心理治疗——不同于"过程"或"艺术作为治疗"，后者更强调创造性过程本身便能带来疗愈。Naumburg 的方法也被认为是"动力取向艺术治疗"（1966）。

　　20 世纪 50 年代，Edith Kramer（1958，1971，1979，2000）主要和儿童、青少年一起工作，她看重艺术创作这一"过程"。Kramer 因她所提出的艺术治疗中的"升华"这个概念而得名，具体指的是在艺术创作过程中，来访者将内在冲突和不被社会所接受的冲动、感觉和想法，以适当的方式进行表达。对于 Kramer 来说，艺术创作过程中的升华，是艺术治疗中成功的关键因素。Kramer 很注重形式的表达、品质和内容，因而她很关注作品的美学价值。

　　其他一些为艺术在精神健康领域的运用提供创造性方法的开拓者，还包括堪萨斯州门宁格诊所的 Mary Huntoon（Malchiodi，2003）；Don Jones 和 Robert Ault（Rubin，1998）；加州格式塔艺术治疗发展机构的 Janie Rhyne（1973）；华盛顿家庭艺术治疗机构的 Hanna Yaxa Kwiatkowska（1978）；Elinor Ulman（Ulman and Dachinger，1996；Ulman and Levy，1987），她创办了艺术治疗的第一本期刊；纽约的 Arthur Robbins（1986，1989，1994，2000），她整合了心理动力学和艺术治疗；Myra Levick（1983，2003），她在宾夕法尼亚 Hahnemann 医学院创办了第一个艺术治疗项目；马萨诸塞州的 Shaun McNiff（1981，1986，1988，1989，1992，1998，2004），她研究所有相关的艺术种类（表达性艺术治疗）；以及 Judith Rubin（1978/1984/2005，

1984，1987/2001，1998，2005）和其他一些治疗师。在英国，因为 Adriann Hill 在 20 世纪四五十年代的努力，还有 E.M.Lydiatt（1971）等人的工作，艺术治疗也得以出现在这片土地。美国艺术治疗协会和英国艺术治疗协会都成立于 20 世纪的 60 年代。而如今，艺术治疗协会遍布全世界各地（请参见附录 B：资源）。

艺术治疗的主要概念

艺术作为一个安全的容器

在艺术治疗中，"艺术作为一个安全的容器"这一隐喻，是被广泛运用的。艺术很强烈并灵活，足以抱持和容纳人类全面的体验——痛苦、恐惧、愤怒、憎恨和羞耻，还有爱、愉悦、同情与平和。在艺术治疗中，人们所选择的材料，可以为体验或感觉提供合适的容器——比如，一个盒子可以抱持住感受；一幅曼陀罗画可以表达内在的整体感；敲打黏土能够宣泄愤怒；流畅的绘画能表达爱意；用杂志中的照片可以创造出自我形象的拼贴画。

体验超越语言

艺术能帮助人们表达出单独用语言无法通达的一些体验。运用色彩、线条、形状、构图和画面，来访者可以传递那些伴随体验而生的感觉和情绪氛围。沉重、轻松、开放、封闭和飘逸的感知，或被困住、被束缚、被压垮的感觉，都可以通过视觉化的形状、结构和象征来表达。

对于那些未解决的情绪问题是发生在前语言阶段的，或语言表达能力受限的来访者来说，艺术治疗给予他们表达体验的非语言方法。而那些很善于语言表达的来访者，也发现艺术治疗是一种很强大的媒介，可以通过它交流更复杂或更微妙的感受，这一点胜于语言的形容力。

无意识到意识

艺术是一种表达的工具，它通过画面和创造性的过程，进入人们无意识和意识的领域。即便我们更习惯于运用语言，而不精于通过艺术创作来表达感受，无意识的过程仍会显现于创作的作品中。就如艺术治疗师 Michael Franklin 所说，"视觉化的象征是无意识和意识觉察之间的沟通纽带"（M.Franklin，2007）。那些无意识的内容通过在艺术创作过程和作品中的呈现，而被带到更广阔的意识觉察中来。

导泻

当感觉和体验被投放进艺术创作，释放的过程便自然发生了。除了更多更微妙的净化层次，艺术治疗还提供了一个安全的空间，象征化地将非常强烈的、未修复的情绪释放到一个艺术化的过程。比如，愤怒可以在色彩很浓重、很激烈的绘画中得以展现；放开手脚、大胆地去绘画，来释放强烈的需求；泪水被描绘，去释放强忍哭泣的委屈。画出波浪形的线条，能够将一个人的恐惧，从身体转移到画纸上。艺术成品也可以被撕扯、撕碎、弄皱和扔掉，象征性地表达去放下身体里的体验。

观察者

艺术治疗会激活内在的观察者，即自我的一个部分，它能站在一个感觉、体验和观念之外，离开一点距离去观察。一旦来访者投入于艺术创作，内在的体验便会被带动出来，来访者将开始**看见**他们正在创造着什么。在完成艺术创作后，作品可以被放置于一定距离之外，或被悬挂起来，来访者和治疗师可以退后一点去观察它。他们便能够在艺术中，一起观察来访者的问题。当来访者看着他们的创作，转化便能发生。来访者会感知到，他们的自我拥有一个部分，是能够站在感觉（比如，狂怒、悲伤、恐惧、绝望、气愤、创伤）之外的，并很真实地了知到自己的存在要大于那些感受。

体验整体

艺术治疗能让来访者获得体验的整体感受，并立刻将之全部表达出来。Wadeson（1980）称之为"空间的母体"。一个体验的复杂性可以同时存在，比如冲突的感受能够在一个艺术作品中同步发生（例如，自我的一个部分渴望亲密，而另外一个部分想要独立）。艺术会在瞬间捕捉到体验的全部——然而描述作品，却要遣词造句地慢慢展开。

身 / 心整合

艺术性表达包含了身、心、灵的整体。来访者以一个画面或一个自发的动作开始。而感知在艺术创作中被激活——看、触、闻、动、听——通过艺术创作的过程，能提高这些感知的统合。而对艺术作品的反思，能导向意义的整合。

创造性精神

艺术治疗能将人们和自己完整而具有疗愈功能的"内在创造者"相连接。即便要和很痛苦、很困难的问题一起工作，通过艺术过程通达一个人的创造性精神，是很令人振奋的。投入艺术能帮助人们连接上生命正向的能量，这一能量也正是创造性表达的组成要素。

实践中的艺术治疗

艺术治疗中"过程"之于"作品"的历史性争论，也指的是"艺术**作为**治疗"（art *as* therapy）之于"治疗**中的**艺术"（art *in* therapy），两者的争论一直是这个领域发展演变的一个部分。如今，每个方法的贡献都被更深刻地理解了。我视"过程"和"作品"为一个不可分割的连续体，其中既包括了艺术**作为**治疗，即创作过程很被重视，也包含治疗**中的**艺术，即艺术作品被用于评估、理解和寻求意义。美学价值蕴含于艺术性探索过程中，也存在于艺术作品中，后者更强调艺术创作的成品。

过程	作品
艺术作为治疗	**治疗中的艺术**
创作活动	评估、理解、意义
美学：探索	美学：自我价值、美感

　　根据来访者的需求、目标和偏好，我运用了一种灵活的方法，在过程和作品这个连续体的两端前后移动。

　　很需要引起我们重视的是，虽然艺术创作过程在当今的很多领域被鼓励，包括非艺术治疗专业的其他专家也在治疗中运用艺术，以及艺术在日常生活中的非治疗性质应用，但一个训练有素的艺术治疗师，会给予艺术的运用完全不同的效果。一个专业的艺术治疗师懂得，如何专注于艺术的使用、创造性过程、不同艺术媒材的特征和益处、意象的力量、美学，以及伴随着艺术性表达而生的主要和微妙的心理过程。另外，专业的艺术治疗师了解，该选择"治疗**中的**艺术"和"艺术**作为**治疗"这个连续体的哪个维度，而能最好地服务于来访者的需求。虽然这本书鼓励其他流派的治疗师，也能在治疗中结合聚焦运用艺术，并提供很多的练习方法，但并不代表任何人都可以做艺术治疗。我宁愿更支持大家，将艺术的应用作为基于我们自身人性的一个创造性表达——同时也看到艺术治疗不仅仅是创造性表达，它更是一门专业。接下去所介绍的"艺术作为过程"和"艺术作为作品"，不仅是在描绘艺术被运用于创造性表达的过程，更是我们和艺术、意象和创造性过程一起工作的非常复杂的诸多方法。本章的末尾会有一些艺术治疗的练习，给大家介绍"艺术作为过程"的应用方法——用于创造性表达，并能帮助我们更自信地使用各种艺术材料。

艺术作为过程

"艺术作为过程"的案例，包括了探索艺术媒材；或在艺术中表达感受，而不担心最后的作品；参与联合互动作画（比如一起完成一幅画），在这种创作方式中，人际互动和个体内心的过程比最后的作品更重要。

媒介探索

根据来访者的治疗诉求和目标，艺术治疗师可以鼓励她/他探索一种特殊的艺术媒材——比如，油画棒、彩色粉笔、水彩、蛋彩画、黏土或拼贴画。重点是发现媒材的性质——它感觉起来如何、你能用它做什么、在创作过程中画面的浮现。

个案：劳瑞，一位 28 岁的来访者，希望克服他对掌控的需要，并允许自己更自然、更热情的部分更多地出现在生命中。通常，劳瑞会如图 4.1 所示，用油画棒很有结构地画出他的感受。我建议他也许可以尝试用一下水彩，更有流动和自然的质地。劳瑞采用湿加湿的方式作画，他将水彩刷在已经潮湿的画纸上。他很享受绚烂的颜色，和探索色彩是如何自己变化形状、移动和融入另外一种色调的（图 4.2）。重点是过程本身——而非作品。

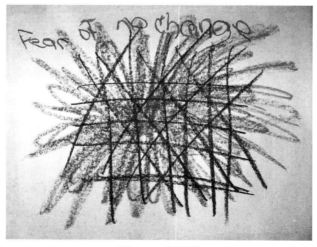

图 4.1　油画棒

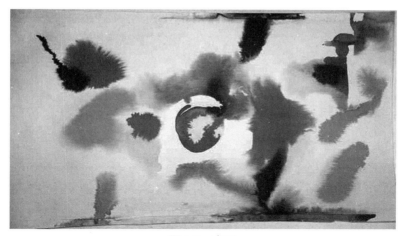

图 4.2　**水彩**

表达感觉

这个方法在艺术治疗中很常见，目标在于帮助来访者通过艺术创作表达感受。来访者被鼓励着去选择契合内在感觉的颜色、线条、形状和／或画面，不论当下的这个感觉是恐惧、爱、愤怒、恨、焦虑、信任或其他。关注点在于通过艺术象征去表达感受，而不是作品。桑德拉，一个参加精神病日间治疗项目的来访者，她在画纸上画满了酒瓶（图 4.3），探索她"恨"的感受，她分享她有多恨酒精，因为它给她的生活以及身边亲近的人造成了很大的痛苦。

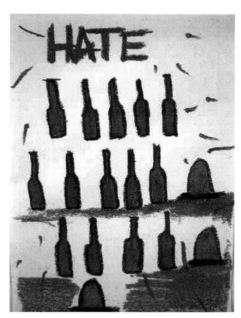

图 4.3　**感受的表达**

互动交流

艺术治疗会结合互动式艺术干预方法，比如"互动式绘画"，让两个人不通过说话，而仅仅运用艺术材料，来进行沟通交流。图 4.4 是由琳达和露丝合作的"互动式绘画"，她们俩是参加精神病日间治疗的来访者。

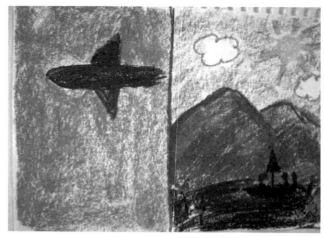

图 4.4　互动式绘画

琳达立马在画纸中央画了一条紫色的竖线，明确她的空间。琳达在画纸右边画上太阳、山脉和湖泊，而露丝在左边回应以天空和飞机。等到她们分享完她们的艺术作品和创作过程后，琳达和露丝便能够看见，她们在艺术中的互动交流，是如何反映出她们在生活中的人际模式的。

其他的互动式艺术治疗方法包括"一起搭建世界"，团体成员用黏土或其他一些艺术材料，一起创建一个世界（Rhyne，1973）；家庭涂鸦画，就是一家人选择一位家人的涂鸦画，一起讨论他们在画中都看到了什么（就像从一朵白云中看出图案），然后一起继续创作这幅画；或者还有团体壁画，团体成员在一起创作一个特定主题的壁画。完成后的作品也可以继续被探索，但这些练习的重点在于人际间的互动和体验的过程，比如：谁成为了领导者的角色？谁是配合或顺从的？谁开始了创作的过程，又是谁说完最后一句话？艺术练习中的互动和日常生活中所发生的情景，被平行地呈现于画作中。

媒介的联合运用和表达性艺术

视觉化艺术也可以转变成其他的艺术表达形式，比如创造性舞动、音乐或声音、写作、心理剧或戏剧治疗。请参见第十五章的案例和第十六章的讨论。

艺术作为作品

艺术作品可以用来寻求意义、作为评估的工具或仅仅是为了获得审美的满足。

为了意义的艺术

艺术作品可用于获得更深的洞见和提升个体的价值。通常在艺术治疗中，相关的方法包括：用语言和视觉化的方式分享艺术作品，客观地介绍和描述艺术作品，结合荣格的积极想象技术以及格式塔艺术治疗。

分享

来访者被鼓励以语言的方式分享他们的作品，而治疗师和 / 或团体成员，带着开放的心态、不加评判地去倾听。治疗师或团体成员可以表达他们对这个作品的感知；而来访者去觉察这些反馈是否适合自己。来访者经常能从分享的过程中，体验到逐渐增强的意义感。

客观的描述

来访者被支持去描述艺术作品的各个元素——色彩、线条、形状、画面等。这种客观的描述能帮助来访者组织他们的视觉性思考，增加他们精神上的清晰感和专注力。它还能让来访者获得更多扎根的感觉。

积极想象

荣格所发展的"积极想象"技术，能令来访者进入一种平静、沉思的状态，让想象慢慢展开，对艺术作品予以回应。女孩、狗和天空的画作（图

4.5）便呈现出各种艺术治疗方法，比如讲故事、对话（McNiff, 1992）和格式塔，是如何与积极想象结合一同工作的。

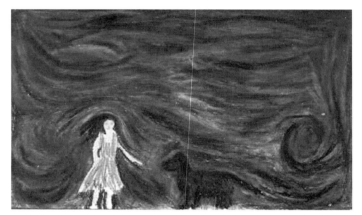

图 4.5　积极想象

- **讲故事**：来访者被邀请去讲述关于艺术作品的一个故事。故事通常能传达象征性意义，因为来访者将无意识和意识的元素都投射进了讲故事的过程中。艺术和故事便是来访者内在体验的投射。例如，来访者关注她的画作"一个女孩、她的狗和黑暗的天空"中的各个元素。然后，她运用积极想象，结合讲故事的方法分享道：

  有一天，这个小女孩带着她的狗出去散步，天空变得很暗。她开始感到非常害怕，但她又想起来，她已经把哥哥给她的名字标签放入狗狗名牌的背面。她仔细地看了看标签是否仍旧在那里。是的，它还在。接着，小女孩就想象她的哥哥正陪着她在走路。她感到更安全了，继续走完了余下的路，直到回家。

- **对话**：运用对话技术，来访者先花一些时间注视艺术作品，然后叩问整个作品和/或作品的某个部分一个问题。对话可以通过大声说话或写作的方式进行。一般来说，问题会向画作中的某个部分（比如画中的女孩）提出"告诉我你是谁。"来访者倾听，然后说出或写出她所听见的。对话继续……可以继续问女孩问题，比如"你想让我知道什么呢？"问题也可以转向画作中的其他部分，例如画中的狗、天空、整幅画、色彩，等等。

用写作来进行对话，可以结合非惯用手的使用，即用优势手写出问题，然后用非惯用手写出答案。使用非惯用手能够促进来访者和自己早期、无意识的体验建立连接，因此，治疗师要在感觉到来访者有足够的自我力量和内在安全感去接触这些材料时，才能运用这个方法。当我和有着很严重精神疾病或仍处在创伤修复早期阶段的来访者一起工作时，我会很谨慎地去用非惯用手写作的技术。对话中使用非惯用手方法，适合那些有着更高功能的来访者，他们已经有了一定程度的有意义的自我认知。本书的第十一章，转化内在批评，会演示一个和艺术作品进行对话的案例。

● **格式塔**：可以将格式塔结合进理解艺术作品的过程，即通过投射的方法，把艺术看作是对自我的表达。在融入格式塔的艺术治疗中，来访者用"我"这个词去描述艺术作品的某个部分或整个作品。比如，在《女孩、狗和天空》的画作中，来访者也许可以这样开始，"我是这只小黄狗。我看着正跑向我的小女孩，我很希望她能带我回家，这样我就不用遭遇暴风雨了。"作品的某个部分也可以和另一个部分说话，比如：

狗对天空：我很害怕你。

天空对狗：为什么你这么怕我呢？我是暴风雨，但这是我的本性。

女孩对狗和天空：是的，我也害怕你。但我知道，有时候我的内在也会有狂风暴雨。

对话技术可以帮助来访者在获得更重要的意义和洞见时，拓展他们的创造力。

艺术用于评估

在艺术治疗诞生之前，心理学家们会用绘画作为临床评估的工具，比如房—树—人（Buck，1948）和画人投射测验（Goodenough，1975）。人们对于评估的作用和有效性的争论和反对，一直贯穿整个艺术治疗的历史。支持评估的这一方，认为不用看见来访者这个人，只要通过她/他的艺术作品进行诊断评估就可以了。而另一方则觉得治疗师对艺术所做的任何解释，都会妨碍来访者艺术性的完整。

在我看来，艺术是一种能提供线索的语言，可以给予我们一些有帮助的信息。非正式和正式的评估可以做，但需要保护来访者个人和艺术性的完整，避免将他们简化为一个诊断性的标签。最重要的是，要认识到"在那里的是一个人"。

艺术治疗师所做的非正式评估，要关注到画面、线条的使用，以及形状和色彩，还有对艺术作品的直觉感知。很明智的做法是，第一时间询问来访者作品带给他/她的个人意义，以及创作的过程。艺术治疗师利用他们的临床判断力，来决定是否要在一个特定的时间，分享他们自己对来访者作品的感知，这将是很有帮助的。有时候，这样去表达是合适的，"当我在看你的作品时，我注意到____。对你来说是这样吗？"但有些时候，治疗师可以把一些信息留待以后再分享。比如，如果治疗师从作品中感觉到，来访者有一个自己还不自知的创伤，那可以再等等，直到来访者和治疗师在一起时有充分的安全感，而且有足够的力量去探索他们的问题。

关于各种艺术治疗评估和评定工具的详细讨论，超出了本书的范围。请参见本书最后的附录 B：资源，以咨询进一步的信息。

艺术治疗中的材料

艺术治疗中材料的选择，根据它们的用途、是否适合于临床群体、来访者的个人偏好、健康的考虑、预算的限度等因素而定。在艺术治疗中，重要的是我们需要意识到，材料会以不同的方式影响到来访者。比如，用铅笔画画会给来访者一种掌控和精确的感觉。但无法让来访者很容易地去表达色彩或画出柔和的粗线条。水彩却完全是另一种状态，它非常有流动感并难以控制。当画笔刷浸过水彩颜料和水之后，能很容易地在画纸上延展和涂抹——它不是一种很有边界感的材料。一个很需要控制感的来访者，也许会感觉用铅笔画画更舒服一些，水彩的难以掌控会令她／他压力重重。相反的，一个很想表达自己流畅优美的新恋情的来访者，会很想要色彩互相融合并具有流动感，比如将黄色溶于红色，留存各自的色彩痕迹，也可以直接调制成橘黄色；这个来访者会觉得铅笔的特质令自己受限，甚至感到沮丧。

同样重要的是，我们需要考虑安全的问题——比如不要将尖锐的材料给那些行动化的、自我伤害的或有自杀倾向的来访者。我也建议，为了健康，要使用无毒的材料。

艺术材料的基本储备

- **画画的材料**：石墨铅笔、彩色铅笔、炭笔、炭条；各种颜色的记号笔、粗和细的记号笔；彩色粉笔；油画棒。
- **绘画**：广告颜料、丙烯、水彩。
- **画笔刷**：各种尺寸。
- **胶带**：遮护胶带、透明胶带。
- **胶水**：胶水棒、白胶乳。
- **黏土**：雕塑黏土、陶土、软陶。
- **纸**：各种尺寸的白纸、彩色纸、彩色棉纸。
- **线**：合股线、各种颜色的纱线。
- **用于拼贴画的各种材料**：羽毛、纽扣、可找到的各种物品、干花。
- **自然材料**：嫩枝、树枝、木棍、岩石、石头、各式各样的壳。
- **盒子**：鞋盒、不同形状和尺寸的各种盒子。
- **其他**：照相机、数码媒体、录像机。

轻松自在地做艺术创作

想要结合艺术和其他领域一起工作的重要之处在于，我们要慢慢熟悉艺术材料，并了解它们的特性。对于刚接触艺术治疗的团体和个体，我将艺术练习作为"热身"活动，用艺术作为表达的一种语言方式。我告诉他们说，如果观察孩子，很容易就会发现，创造艺术是多么天然的事情。孩子们拿起一根蜡笔和记号笔，便开始画画。他们很少会事先思考怎么画，也几乎不会抗拒。事实上，大多数孩子在他们会说话之前就会画画了。如果你是刚接触艺术治疗，我会鼓励你去尝试玩一下不同的艺术材料。接下来的几个练习是对各种艺术材料的介绍，并探索艺术是如何被用作一种语言方式，去进行自我表达和交流的。至于如何整合聚焦和艺术治疗的应用方法，会在本书的第二部分、第三部分和第四部分做介绍。

练习 4.1　探索线条、形状和色彩：艺术创作的语言

所需的材料：画纸、油画棒、彩色粉笔、记号笔。

时间：20 分钟。

将一张画纸放在你的前面。我们即将开始去探索所有不同的画线条的方式，以及它们所带来的感受。不要去批判这些线条看起来如何——只是去探索画线条本身。首先，我们来看一下画出的波浪线，看起来像什么。关注一下这些材料，看看你最先想用哪一个——油画棒、彩色粉笔或记号笔。当你准备好了，便可以在你的画纸上画出一条波浪线。继续探索不同的波浪线形式，也许可以用中等速度、慢速和快速的不同方式画出来。交换一下手，用你的非惯用手画出一条波浪线。用这只手再画几条波浪线。关注一下画波浪线时的感觉，以及用不同的手画波浪线是怎样的感觉。

现在画一条参差不齐的线条——线条向上、向下、再向上和向下。继续探索这个参差不齐的线条。可以在任何一个点变化一下色彩。几分钟以后，去关注一下画一条这样的线条是怎样的感受。

现在画一条用斑点组成的线。探索这些小圆点。倾听它们想告诉你的话。继续探索它们。并可以任意变化色彩。也可以改变强度——柔和的圆点……坚硬的圆点……然后仓促、草草地画成。并关注一下画这些小圆点是怎样的感受……以及草草画成又是什么感觉。

现在画一条淡淡的线条，并继续画出其他淡色的线。注意一下淡色和浓重的线条有什么区别。花一点时间去反思你的体验。你对哪个线条、形状、色彩最有共鸣？哪一个你最没感觉呢？现在用你最有共鸣感的线条、形状和色彩去创作一个艺术作品。

练习 4.2 艺术和感觉

所需的材料：画纸、油画棒、彩色粉笔、记号笔和其他绘画材料。

时间：30~45 分钟。

我们即将去探索感觉和艺术创作的连接。为每一种感觉准备好一张画纸。在你读到（或听见）已被探索过的感觉之后，你会有几分钟的时间，用色彩、形状、线条、结构和／或图形，去表达你的感觉。在你读到或听见描绘感觉的词语时，信任你体会到的：忧伤、快乐、恐惧、爱、恨、信任。看看你是否能够接受你的艺术性表达和感觉。同时，你也可以很自由地去探索其他的情感词。

练习 4.3 互动式绘画

这个绘画练习需要一个练习伙伴。

所需的材料：可以共用的一张大画纸。油画棒、彩色粉笔或记号笔。

时间：8~10 分钟。

你们将用这些艺术材料在画纸上进行交流，但不能说话。一个人先开始画，就像大多数的对话先由其中一个人开始一样；唯一的不同是你们是通过艺术材料进行交流。你们可以通过线条、形状、色彩、和／或图形进行交流。不要感觉到有压力，觉得你必须要去理解你的伙伴想要传达什么。你可能理解，也可能不理解你练习伙伴的意图。只是享受这个过程，通过艺术材料让对话自然展开。玩得开心一些！虽然不能说话，但笑声是允许的。当互动绘画完成之后，花一点时间一起分享一下，你们每个人对整幅画感受如何。当你们听见其中一个人分享他/她想在绘画中表达的，和他/她的伙伴说出自己对对方绘画部分的想法时，将是很有趣的一件事。

练习 4.4　探索黏土

所需的材料：黏土或其他的造型材料；放置黏土的台面；水。

音乐：安静和冥想的音乐，不要太兴奋的。

时间：35 分钟。

暖身：15 分钟。把黏土放在你的面前，花一点时间去观察它。然后取出一小块。去感受它……感受它的结构、温度、是柔滑的还是粗糙的、是柔软的还是坚硬的。按压它、挤压它、卷绕它。当你很尊重它的特性时，看看你能用它做什么。如果你愿意，可以取更多的黏土来。当你加进更多黏土时会是怎样的？你想要用这么多的黏土去工作吗？如果你想要更多，那就再取一些。探索一下用这块黏土制作不同的形状：一个平滑的球；一个带刺的球；一个有着很多洞的球；一个细长的形状；一个炸面圈的形状；一个平滑的圆圈；一个正方体、一个三角锥体；一个变形虫的形状。

黏土体验：20 分钟。现在，将所有的黏土块弄到一起，按压成一整块。然后取出你想要用来工作的尺寸或数量。把这块黏土放在你面前……看看它。放上音乐。你可以闭上眼睛或睁开……选择让你舒适的方式。当你听着音乐时，试着和黏土进行连接。感受它……倾听它……通过你和它的连接，去创造它的形状。允许黏土逐渐展现……没有什么它应该成为的样子这种要求。去信任这种展现。20 分钟到了后，如果你是闭着眼的，那么温和地睁开眼睛。花一点时间去看看现在这块黏土。从一开始到现在，它有怎样的改变？

第二部分

聚焦取向艺术治疗

Focusing-Oriented Art Therapy

第五章
搭建聚焦和艺术治疗的桥梁

聚焦和艺术治疗都是能带来巨大改变的有效方法。虽然它们有着很不同的理论架构和练习方法，但只要将它们结合着运用，总是能起到很好的互补作用。

因为聚焦和艺术治疗有一个相似点，它们都纳入了"身体体会"（bodily felt sense）这个重要的元素——而身体体会也正是简德林和卡尔·罗杰斯在关于成功的心理治疗取决于什么因素的研究中最重要的发现。在聚焦中，体会的作用是明确的，而艺术治疗时，体会的作用内含于体验的过程中，是内隐的。在聚焦时，来访者通过自我临在的专注、以友好和欢迎的态度面对内在所发生的一切，从而获得身体上的体会。一开始，这种体会经常是模糊的，但一旦来访者持续地陪伴，体会将会变得更加清晰。接着，来访者尝试着看看是否能用一个象征或"把手"来形容这个体会。最终，来访者耐心的倾听和对话，使体会展开它的意义，并朝着成长的方向迈出一步。

艺术治疗时，体会隐含于艺术创作的自然过程和身体元素中，比如画画、雕塑时双手、手臂、肩膀和躯干的移动。还有在使用不同的乐器或艺术工具时，身体的变动所带来的呼吸的变化。来访者总是会全神贯注于艺术创作的过程，而不会意识到体会的存在及变化。总之，体会在创造性活动中是内隐的——它贯穿于颜色的选择、材料的挑拣、图形的展开、与艺术作品的内在对话、寻找作品的意义、和艺术工作完成时的感知，这整个过程之中。

简德林曾提到过，聚焦的内在导向过程和朝外的表达，这两方面在治疗中都是很重要的：

> 如果治疗仅仅是处理内在材料，不论是情绪或体会，它便缺少了带来改变的一个关键性的维度。治疗不仅需要包含对内在空间所

反映的内在材料（情绪或体会）的聚焦，也需要一个朝外的表达，进入与外界的互动。聚焦还不足够提供这种向外表达的资源。（1991，P.267）

聚焦提供内在导向而艺术治疗有着向外的表达方式。它们很匹配，恰如一副手套的两部分。聚焦通过自我临在进入身体体会这一内在的资源，而艺术治疗拥有丰富的视觉性意象的资源，得以进行向外的艺术化表达。在表5.1中，我们总结了聚焦和艺术治疗之间许多的关联，这将有助于你更好地理解本书第二和第三部分中，这两种方法结合运用的方法学和临床案例。

表 5.1　内在关联：聚焦与艺术治疗

聚焦	艺术治疗
身体的参与	
将觉察带向身体中的体会。	在艺术创作过程中，身体——手臂、双手、头、呼吸、躯干，等等——随着绘画、雕塑或制作拼贴画等动作而参与进来。
意识和无意识之间的边缘地带	
发生于意识和无意识之间的边缘地带。	进入无意识，并将它带到意识层面。
一个体验的整体发生过程	
获得一个体会，它是一次整体而复杂体验的躯体式反映。	空间的，而非仅仅线性的。在一刹那间，捕捉体验并表达它。
澄清模糊和未定义的感觉体验	
一个体会在最初总呈现为未成形的、未定义的、不清晰的身体式感知。	随着创作过程，艺术会从最初一个画面或体会，逐渐变得越发清晰。
体验的自然展开过程	
聚焦的友好和接纳的态度，能使体会展开或开放，更多地显现出它自己。	艺术创作过程中，感觉体验自然地形成为媒体、颜色、形状和画面。
培养自己的两个面向——观察者和体验者	
自我的一个部分倾听感觉体验，叩问问题和接收答案——同时体验体会。	自我进入内在体验和艺术制作过程——自我也可以观看和观察艺术作品。

（续表）

聚焦	艺术治疗
内在对话	
内在对话发生于聚焦的叩问和接收这个步骤。	当我们观看艺术作品、问它问题、接收它想表达的这些过程中，内在对话都会发生。
内在关系	
内在关系在聚焦的两个过程中都会得到发展，聚焦态度（友好的、接纳的，等等），和聚焦步骤（选择一个问题并获得体会，叩问和接收。）	艺术能表达内在的体验，使之能被观察并与之互动。
内在准确性	
"交互感应"这个步骤，便是和身体感知核对，以获得准确的感觉。	观看艺术作品中和创作者审美感知有关的部分，能获得准确的感觉（颜色、平衡、完整度等。）
外化的困扰、问题或困难感觉	
腾出空间练习能帮助识别问题，将它们放于适当位置，以便对之进行命名和识别。	内在的体验通过艺术化表达，得以外化呈现。
找到正确的距离	
当我们对一个问题进行工作或有了一个体会，就可以想象把问题放到正确的距离之外，以便更好地对之进行工作或陪伴它。	我们可以将一个艺术成品放到感觉合适的距离处，然后观看它、讨论它或与之对话。各种各样的艺术材料，也能帮助把内在问题的象征物保持在一定距离之外——比如把它装进盒子、把它包裹起来、在它上面放上东西。
以超越语言的方式将体验象征化	
体会可以以画面、姿势或声音（也可以是词语、句子）的形式被象征化。	艺术形式提供了超越语言的表达——通过色彩、形状、画面、质地等。
为进一步的工作做标注	
一次完整聚焦的结束，可以被标记为进行下一次更深入探索的起点——从这个起点可以开始新一轮的聚焦。	艺术作品提供了一个实际存在的客体，我们能够在任何时间再次地回顾、继续创作或沉思。
感觉良好或疗愈的过程	
哪怕是对很难的问题或体验进行工作，聚焦过程也可以让我们感觉良好。	即便是表达痛苦或困难的体验，创作的过程也是令人鼓舞的。

第六章

聚焦取向艺术治疗：基础知识

概述

聚焦取向艺术治疗，结合了简德林的聚焦思想、聚焦取向心理治疗和艺术治疗的理论与方法。这一治疗方法以建立来访者的安全感开始，然后搭建治疗关系，整合了各种共情式反射——比如体验性倾听、艺术化反射、镜映功能等。治疗师帮助来访者将欢迎的、友好的、接纳的聚焦式态度，带向有关他/她们困扰、问题或经历的内在体会。来访者倾听身体，获得一个体会，等待直到内在有一个能形容体会的象征或图像出现，然后通过艺术的方法将之进行表达。在这之后，通常会有体会上的转换或身体里感受的改变。聚焦中"叩问"和"接收"的步骤，能进一步探索艺术表达中来访者的体验过程。同样地，来访者也可以从艺术表达开始，在获得一个艺术片段或图像后，结合聚焦的获得体会的方法，进行更深入的理解。或者聚焦与艺术治疗在整个过程中交织着运用。

聚焦取向艺术治疗包含三种基本方法：通过艺术"腾出空间"，聚焦取向艺术心理治疗和主题导向的治疗方法。通过艺术"腾出空间"，有助于来访者归于中心、释放压力、将问题清晰化、对他们内在的整体性有所体验。聚焦取向艺术心理治疗可以帮助个体和伴侣来访者，更加地真实、和谐，更具同理心、洞察力，更懂得交流的技巧，并获得深层的改变。主题导向的治疗方法通常用于团体中，结合聚焦和艺术治疗的方法，以团体的需求为导向来设计治疗主题。虽然聚焦取向艺术治疗是"以人为中心"的治疗方法，但它匹配于所有的治疗取向，如心理剧、认知、行为，等等。

建立安全感

聚焦取向艺术治疗的第一步，是通过创造连接、搭建沟通的桥梁、向来访者传递"在那里的那个人"的态度，帮助来访者建立安全感。安全感的建立，还需治疗师的临在、聚焦态度、扎根、对身体和能量界限的觉察，还有临床上的敏感性。

治疗性的临在

治疗的开始，需要治疗师觉察自己的状态：你是否愿意在这里、保持临在的状态、和来访者相遇、欢迎出现在治疗室中的这个人？你是否能对自己的问题或意识状态保持觉知，清楚你自己的反移情反应，从而更清楚地看见来访者？你能友好地对待自己吗？你能做好自我关怀从而保持临在吗？

聚焦态度

友好、接纳、欢迎的态度，不仅针对来访者内在经验的体会，也需要将这些聚焦态度带到艺术创作的整个过程中（第三章仔细地讨论了如何激发来访者的聚焦态度、将治疗师的聚焦态度传递给来访者以及在治疗师的内在培植聚焦态度）。欢迎和接纳的聚焦态度，也要渗透于艺术创作的过程和作品中去。

临床的敏感性

你对来访者的需求要保持敏锐的觉察，并有针对性地采用聚焦艺术治疗方法。比如，在聚焦中，闭上双眼可以帮助来访者到达内在的体验。然而，某些来访者——尤其是有创伤史、解离症状、精神病等——为了确保他们有安全的感受，可以让眼睛张开。在本书的第三部分将讨论适用于各类个案需求的练习。

扎根

正式开始治疗工作前，对呼吸和身体的觉察练习能帮助来访者感觉更扎根于土地，与他们的身体感知有更多的连接。练习如下：感知呼吸进出于身体；感觉双脚踩在地面上；去觉察双腿、腹部、背部、胸部、颈部、肩膀、手臂、双手、脸和头部。随后，简单的伸展运动也可以加进来，将更多的觉知和能量带入身体。

反射：共情性理解

体验式倾听

在聚焦取向艺术治疗中，治疗师对来访者的语言、非语言和艺术等交流信息，给予共情性理解并做出回应。治疗师听取来访者的整个交流内容（语言、非语言和艺术的），判断哪个表述部分是最重要的，并简洁地对核心内容予以反射（第三章的内容即关于在全程语言对话的咨访中，如何做体验式的倾听）。

体验式倾听也适用于与来访者的艺术工作。治疗师以好奇的口吻给予反射：看起来这个图形似乎在表达愤怒……你也是这样感觉吗？在这张画作中我感受到了力量……对你来说感受是什么呢？治疗师提供一个倾听的回应，然后等待来访者再次确认自己的体会到底是什么。

艺术性的反射

在艺术治疗中，面对一些特定的来访者，治疗师可能还需要以艺术性的反射，来传递他/她对所倾听到的内容的理解。比如，来访者画了一条线、一个形状或图像，治疗师也以艺术表达的方式，去镜映这些线条、形状、颜色、情绪化的声音和来访者整体的能量。这样的反射方式在艺术、象征和能量的层面展现了共情性的理解。

镜映

以身体运动、声音或姿势去镜映来访者的表述，能促进咨访双方或团体之间的连接、安全感和彼此理解。尤其对那些善于以非语言形式表达自己的来访者，会特别有帮助（当然也同样适用于一些语言表达能力强的来访者）。

将艺术治疗整合到聚焦中

在艺术中表达体会

将艺术治疗整合进聚焦的基础步骤，便是以视觉化的艺术形式去表达体会。这需要我们以聚焦态度（友好、欢迎）去面对体会，然后找到一个画面（也可以是词语、句子、姿势或声音）作为把手或象征，再用艺术的方式表达出来（如图 6.1 所示）。如果这个把手或象征不是画面，而是词语、句子或姿势，我们可以鼓励来访者也以视觉化的艺术形式表达出来。倾听体会——看看是否有画面契合于这个体会——是艺术工作灵感的源泉。

聚焦态度

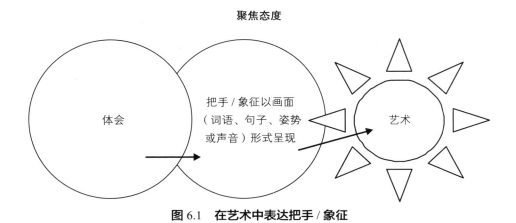

图 6.1　在艺术中表达把手／象征

艺术中的聚焦态度

在给治疗师的培训课程中，我通常会介绍一些练习，是关于将接纳和慈悲作为安全的方式，来获得体会、找到把手或象征，并确认它是否精确契合了这种体会，然后在艺术中表达出来。获得接纳和慈悲的体会，也能有助于进入更高品质的聚焦态度。

练习 6.1 接纳和慈悲

> 艺术材料：画纸、油画笔、彩色粉笔，记号笔。（还可选择：水彩画材料、羽毛、珠子。）
>
> 让你自己以舒适的坐姿坐好。进行几次深呼吸，觉知你的呼吸进出于身体。你可以闭上眼睛或者睁开，选择让你感到舒服的方式。去感觉椅子对你的支撑，感觉你的双脚与地面的接触，稳定的地面就在你的脚下。现在，去回忆一下能传递给你接纳、温柔、友善和慈悲品质的某个人或某个物。他/她可能是一个你认识的人、某个地方、或某个神圣的存在，以上都可以。尝试着去感知这些品质，将它们带到这里（暂停一下）。现在，想象这些品质因为你而来到这里，当你拥有这些品质，你的身体感受是怎样的（暂停一下）。友好地面对这些感受。看看是否有一个图像或画面契合于内在的体会。跟你的身体感受求证一下，这个图像或画面是否精确。如果不太对，那就让它离开，邀请另一个画面自然地呈现（如果没有画面出现，没关系，可能会有一个词语、句子、姿势或声音随后呈现）。当你的内在有了这个准确契合于体会的图像（把手/象征），尝试着用艺术材料去描绘出来。

案例：艾德丽安

研究生艾德丽安分享她的体验：

> 在我想象中出现的是我的祖母，不论我做了什么或感受如何，她都会一如既往地爱我。当我聚焦于她，我感受到这个黄色和橘

黄色的温暖的圆圈，在我身体内部的周围。我看到一个画面，就是我蜷缩进这个光圈，感觉它保护和环抱着我。当我看见这些艺术材料，我选择了黄色和橘黄色的油画材料。我把我内在感受到的温暖的光画了出来。（图 6.2）里边这片蓝色的羽毛，代表了我的脆弱。

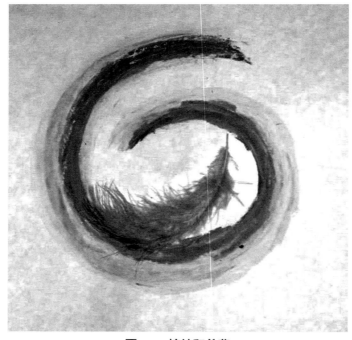

图 6.2　**接纳和慈悲**

　　一开始的这个练习，帮助来访者获得聚焦态度品质的体会——并用艺术的方法将把手/象征表达出来。艾德丽安对于祖母无条件的爱的体会，感受为她身体内部的黄色和橘黄色的温暖的光圈。把手/象征以图像的方式出现，即她蜷缩在这个温暖之中。然后，她用艺术材料（黄色和橘黄色的油画材料以及蓝色羽毛），去描绘出她蜷缩于温暖光圈中的体会。

能引导出聚焦态度的提示

- 你能友好地对待体会（felt sense）吗？
- 想象你坐在体会的旁边，就好像你持续地陪伴着一个很小的、害羞的孩子。

连接身体的体会

在聚焦取向艺术治疗中，很有必要去连接身体的体会。治疗师引导来访者友好地对待此时此刻的感受，看看是否有一个画面（或词语、句子、姿势或声音）很契合于去描绘这个内在的体会。在每一次的治疗会谈中，与身体体会进行连接，可以在任何时刻去简短地尝试——比如在开始时，帮助来访者去感受自己正处在怎样的状态；或者在艺术工作的过程中，帮助他们更好地扎根于体验之中；以及在治疗结束时，整合治疗中呈现的内容与意义。

第二个练习，"此时此刻我感觉如何？"——是聚焦取向艺术治疗的核心方法——邀请来访者与内在的体会做连接，感知此时此刻的自己（这个练习也适用于那些闭上眼睛感到不安全的来访者，或者不喜欢被指导着进入内在体会的来访者。对于这类来访者，只需简单地问问他们，注意内在的感受如何？是否有个画面正契合他们内在的体会。相关内容可参见本书的第三部分）。

练习6.2　进入聚焦："此时此刻我感觉如何？"

让你自己以舒适的坐姿坐好。深呼吸，觉察你的呼吸进出于身体。你可以闭上眼睛，也可以睁开……选择一个你感觉最舒服的方式。感觉椅子对你的支持，还有你的双脚和地面的接触，感觉你整个人在这里。让你的内在温柔地跟随你的呼吸，去觉察此时此刻你呼吸的状态。问一下自己，"现在我的内在感觉如何？"看看你能否友好地对待所发现的任何体会。去感知一下，这个体会是紧张的，还是不安的，或是温暖的，或者其他任何的品质（暂停一下）。看看是否有一个图像或画面

（也可以是一个词语、句子、姿势或声音），契合于内在的这个体会……跟你的身体感受核对一下，这个图像或画面是否精确。如果不太对，那就让它离开，邀请另一个新的画面自然地呈现。当你准备好，温柔地伸展一下身体，然后睁开你的眼睛。现在，看看你被眼前的哪些艺术材料所吸引，用它们去创作，表达你刚刚感受到的那个内在体会。

可供选择：不问"此时此刻我感觉如何？"，治疗师可以问，"此时此刻我的内在还好吗？"

案例：布丽安娜

布丽安娜是位 55 岁的中年妇女，正在和丈夫闹离婚。我们已用聚焦取向艺术治疗方法一起工作了一年。当布丽安娜开始讲述她的感受时，我邀请她去聚焦，尝试获得一个体会，我以练习 6.2 "进入聚焦：此时此刻我感觉如何？"对她做引导。过了一会儿，布丽安娜睁开眼睛，拿起一根紫色的粉笔，开始去画一颗被撕开的心脏（见图 6.3）。

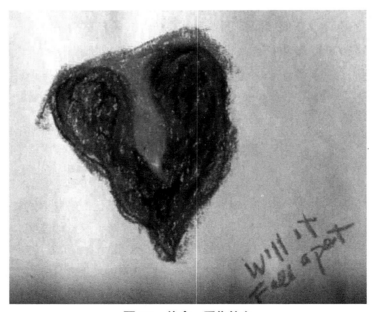

图 6.3　体会：受伤的心

然后，她在心脏表面又加上了粉色，在心脏撕裂的缝隙处涂上灰色。在画纸的一端，她写上"受伤的心"几个字，又在另一端写到"它会裂成两半吗？"布丽安娜说，当她聚焦于内在，她感觉到心脏和整个肺部的灼热，接着，被撕裂的心脏的画面便出现了。这个案例中的**体会**（felt sense）便是布丽安娜心脏和肺部的灼热感。紫粉色、被撕开的受伤的心形画面，是用来描绘那个体会的"把手"（handle）。

读到这里，一个艺术治疗师可能会想，"这就是我们在艺术治疗中所做的呀"。但是，聚焦取向艺术治疗的不同之处在于它与身体体会的连接和确认。聚焦取向艺术治疗中的艺术创作，不是单纯地来源于心理上的想象，而是来自身体体会和心灵这一整体。

获得一个体会的聚焦取向提示

- 花一点时间，感知一下此时此刻你身体内在发生了什么？
- 向你的内在询问并核实一下，"此时此刻我感觉如何？"

将体会象征化的聚焦提示

- 看看是否有一个画面（或词语、句子、姿势或声音），就像一个把手，恰好契合于你内在的这个体会。

体会的转变：艺术和身体

在聚焦取向艺术治疗中，视觉化的艺术创作记录了来访者的体会，将之带动向前，最终导向体会的转变。改变，或者说体会的转变，在身体中被体验，并在艺术中被看见。有时候，随着艺术创作过程的展开，体会的转变在一次的艺术创作中就被观察到。其他时候，来访者需要更多的艺术创作去表达内在体会的转变。简德林提到过：

我们会认为内在意象和象征的出现是和身体体会有关的。同时，我们也可以说，内在意象的呈现，将带来身体体会的改变。所以，这将导致我们与内在意象一个新的工作方式，即在一个意象和下一个意象之间，我们会持续地回归到身体。（1980，p.67）

布丽安娜的个案中，随着治疗的进展，我们看到了体会的转变。当布丽安娜用画作分享了她那个撕裂的心脏画面后（图6.3），我们似乎停滞在那儿了。随后，我邀请她再次聚焦——回到那个撕裂的体会，想象坐在它旁边，问道，"它需要什么？"布丽安娜再次闭上眼睛，倾听内在。过了一会儿，她睁开眼睛，拿起紫色的粉笔，画了两只大手，托住那颗撕裂的心——她给手涂上橘色，在周围的空间涂满黄光的色彩（见图6.4）。在一旁，她写上"强壮的双手抱着它。"

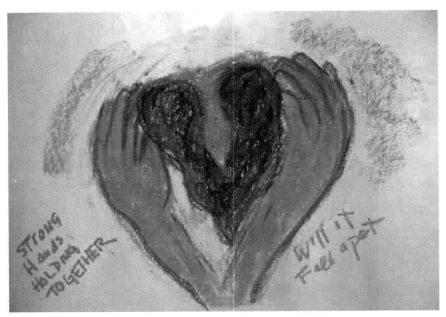

图6.4　体会的转变，强壮的双手抱着它

布丽安娜分享说，当她问那个体会，它需要什么时，内在升起一种信任的感觉，同时她的胸口感受到温暖的体会，抚慰她受伤的心上撕裂的感觉。这里，体会的转变是她先感受到胸口紧绷的灼热感，然后到一种温暖的抚慰感的蜕变。体会的转变也在她两幅画作的改变中体现出来——一颗撕裂的心，到被温暖、橘黄色的双手和光所支持和怀抱。体会的转变也从一旁注解的句子被观察出来——"受伤的心／它会裂成两半吗？"蜕变成"强壮的双手抱住它。"

体会的转变能在艺术创作中被观察到，同样重要的是，我们需要让来访者在身体上去感受体会的转变。当来访者创作好艺术作品后，治疗师可询问，"现在你的内在感觉如何？"或者"现在你的身体里感受到什么？"艺术将体会视觉化之力量，在于它帮助来访者直观地看见，他们内在的体验是如何改变的。来访者在画作中看见改变的发生，比如颜色、图形、意象、媒介。艺术就好像是一种视觉化的提醒，证实成长和疗愈的发生。

将聚焦整合进艺术治疗

在艺术中获得体会

在聚集取向艺术治疗中，我们也可以先从艺术创作开始，而非以聚焦为起始步骤。艺术作品呈现后，治疗师再引导来访者把友好的聚焦态度，带向艺术作品，从而获得内在的体会，接着再看看是否有一个词语、句子、图像或声音，契合于这个体会（把手／象征），如图 6.5 所示。这个方法适合于那些倾向于艺术表达的来访者。而聚焦能有效地将艺术性的体验扎根到身体感受中，并把临在的觉察带进艺术创作过程。另外，获得艺术表达中所蕴含的体会，可以帮助来访者了知作品中的意义、整合内在的体验、加深心理和身体的连接。

聚焦态度

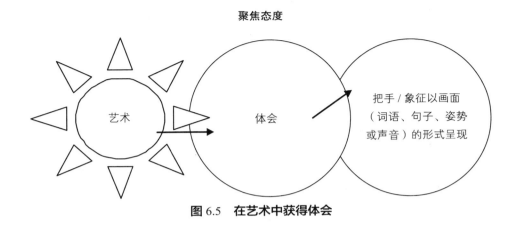

艺术

体会

把手 / 象征以画面（词语、句子、姿势或声音）的形式呈现

图 6.5   在艺术中获得体会

练习 6.3   在艺术中获得体会

　　看一下你的这个作品，温柔地询问它，"它带给我的整体感受是什么？"看看是否有一个词语、句子、图像、声音（把手 / 象征），契合于你从作品中感受到的体会。和你的身体确认一下，这个象征是否精确地形容了你的体会。如果不是很精确，让它离开，再邀请一个新的词语、句子、画面、姿势或声音出现。

　　完成艺术作品后，也可以请来访者做一下"进入聚焦"（参见练习 6.2）的练习，去获得艺术创作之后身体上整体的体会。这可以将他们引向整合或更进一步的艺术创作。

　　艺术创作和聚焦是如何互相促进彼此的作用，可参考专栏 6.1。

专栏 6.1   聚焦取向艺术治疗的益处

艺术治疗给予聚焦

- 艺术能将一个体会进行外化、形象化、象征化。
- 绘画等躯体性的行动，能帮助人们开放体会、推动它向前，从而带来体

会的转变——增强生命向前发展的动力。
- 艺术作品能让来访者（聚焦者）和治疗师，很精确地看见相同的画面，该画面是聚焦者体会的象征。
- 视觉化的艺术是一面镜子，它能呈现出每次的治疗中，体会是从哪里开始，在哪里发生转变，又是在哪里结束的。
- 艺术作品可以成为聚焦者在回顾中一个实际存在的参考——看见成长和改变（体会的转变）。
- 来访者可以保存艺术作品，作为他们将治疗中的体验整合进生活的提醒。

聚焦给予艺术治疗
- 体会将意象扎根于身体。
- 体会能引导艺术创作过程——它能让创作者明确对材料、颜色的选择，包括怎样的形状、质地和画面。
- 体会可以以画面的形式被象征化，并在视觉化艺术中被表达出来。
- 体会能给聚焦者指示，什么时候某种感觉是对的，或者不准确。
- 体会能展开身体的下一步去向（朝向疗愈、改变、健康，等等）。
- 体会将打开一扇通往身体的智慧和创造力的大门。

治疗方法

简德林的聚焦六步骤，被改编为聚焦取向艺术治疗中三种基本的治疗方法：通过艺术腾出空间、聚焦取向艺术心理治疗、主题导向的治疗。通过艺术腾出空间，是本书第七章的主题，它是一种很简单但又非常深刻的练习，可以帮助来访者获得一个体验式的认知，即他们的自我是可以和困扰他们的问题分开的，并且他们的内在有一个地方一直是完整的。这个方法有助于减压和归于中心，并且是通向其他两种方法的入口。聚焦取向艺术心理治疗，是第八章的主题，这个方法适用于个体和伴侣，治疗过程以来访者的体验出发，而治疗方向则朝向洞见和领悟。第九章至十三章和第十五章提供了一些主题导向治疗方法的案例，其中大多数是针对团体而进行的，探索的主题包括力量、恐惧、家庭、希望、改变、职业、生命平衡、成瘾等。

聚焦取向艺术治疗步骤的概述，被收集于表 6.1 中，这个表简要地描绘出艺术会在哪个地方被加进简德林的聚焦六步骤。随后，则是基本引导语（练习 6.4），适用于聚焦取向艺术治疗的三种方法。本书的第三部分，会呈现更多的引导文。

表 6.1　简德林的聚焦步骤和聚焦取向艺术治疗

简德林的聚焦六步骤方法	聚焦	聚焦取向艺术治疗
1. 腾出空间	向内感知是什么在阻碍自己感到"一切安好"	**通过艺术腾出空间** 用艺术表达的方式，将阻碍物放置于一定距离之外；艺术性地表达"一切安好之地"
2. 选择一个问题和获得体会	在腾出空间的过程中，选择自己所面临的困扰中的某个或某些问题	**聚焦取向艺术心理治疗** 在腾出空间的过程中，选择自己所面临的困扰中的某个或某些问题；或者以此步骤开始："此时此刻有什么需要我的关注？" **主题导向**：聚焦于主题；获得一个体会
3. 把手 / 象征	把手：词语、句子、画面、姿势、声音	**把手：画面** （或词语、句子、姿势、声音）
4. 交互感应	和自己的体会做一下核对，这个把手是否准确	和自己的体会做一下核对，这个把手是否准确；选择契合于体会的艺术材料；在艺术中表达把手 / 象征
5. 叩问	**叩问体会以下问题** 是什么造成它如此的……？ 这个问题的症结是什么？ 问题被完全解决会是怎样的？ 解决问题的路上有什么障碍？	**叩问体会以下问题** 是什么造成它如此的……？ 这个问题的症结是什么？ 问题被完全解决会是怎样的？ 解决问题的路上有什么障碍？

（续表）

简德林的聚焦六步骤方法	聚焦	聚焦取向艺术治疗
	需要什么？	需要什么？
	朝向正确方向的一小步是怎样的？	朝向正确方向的一小步是怎样的？
		和艺术对话：
		你有什么要告诉我的吗？你需要什么？
		和不同的部分对话
		完形（gestalt）艺术作品
		积极想象
		将描画体会的艺术形式（词语、句子、姿势或声音），转变成各种艺术媒介的联合运用形式
6. 接收	接收和欢迎任何从体会中而来的信息	接收和欢迎任何来自体会和艺术的信息

练习 6.4 **聚焦取向艺术治疗的基本引导语**

1. 腾出空间

深呼吸，并深入对你身体的觉察。去感受椅子对你的支持，你的双脚所接触的地面。此时此刻，你在这里。跟随你身体里呼吸的律动，觉知身体内的状态……此刻，你的身体是紧张的，放松的，不安的，温暖的……还是其他的什么感受？看看你是否能友好地对待你所感受到的体会。想象你正坐在一个平静的地方，它也许是你曾经去过的，也可能是完全出自你的想象。当你有了这个地方的图像，问一问，"此时，在我和'一切安好'的体会之间，存在着什么？"这时，若有某个问题在心里呈现，想象将它打包进一个包裹，或其他的方式，放在离你有点距离的地方。有些人会想象，把它装进一艘小船，然后让小船驶到湖面上，跟自己保持一些距离。还有些人，想象着将它放入一个气球，放飞到天空……（暂停一会儿）。当你在想象中，不再有什么问题冒出来打扰你时，问问自己，"除了这些问题之外，我一切安好，对吗？"如果还有问题呈现，同样将它放到身体之外的某处……（暂停）。

背景感受：看看是否有一种背景感受，就是经常会出现的感受，比如总感觉紧张，或者老是感到焦虑。（暂停）……也将这种背景感受，放在离你有些距离的位置……向自己的内在再次求证："除去所有这些感受之后，我感到'一切安好'，是吗？"

一切安好之地：花一点时间去感知这个"一切安好之地"的想象带给你的体会。看看是否有一个画面（或词语、句子、姿势或声音）契合于这个内在的体会（或选择：停在这里，开始用艺术的方式，去创作步骤 1 所探索到的内容）。

2. 选择问题，并获得体会

上一个练习步骤中被你暂时搁置一旁的问题，现在观察一下，是否其中的某个问题需要你的关注。你也可以问问你的身体，是否有哪个问题想被你关注——或你选择其中一个你现在想去处理的问题。然后向你的身体求证一下，它是否同意你此时去聚焦于这个问题。

体会（felt sense）：花一点时间去感知一下这个问题……觉察一下它在你身体上的感受（暂停）。温和地询问一下，"它带给我的整体感觉是什么？"

3. 找到一个把手／象征

看看是否有一个图像（或词语、句子、姿势或声音），像一个"把手"般契合于你的内在体会。

4. 用艺术的方式表达共鸣

向你的身体求证一下，这个把手或象征是否恰当地描绘了你的体会。如果它不是那么契合，就让它离开，再邀请新的词语、句子、图像、姿势或声音的到来。当你准备好了，慢慢地睁开你的眼睛，然后用艺术材料去表达出这个把手或象征（或选择：继续聚焦的引导，结束时再进行艺术创作）。

5. 叩问体会

（来访者创作完后）我们将问体会几个问题。有些问题，它会回答，其他一些问题，它可能不会回应，若它不愿回答，就让这些问题过去。你可以闭上眼睛或睁开。想象你坐在这个体会的旁边，陪伴着它。以温柔的口吻问问它：

- 是什么原因让它如此的_____？（步骤 4 中呈现的把手／象征）
- 它的困难是什么？或者，它的主要问题是什么？
- 对它来说，最糟糕的是什么？

给自己一点时间去想象，这个问题被完全解决了。就好像在一本书的末页出现了答案。然后，在你的身体内在感知一下，若这个问题被解决了，是怎样的一种身体体会。看看是否有一个画面很契合于这种体会。

当你准备好了，问一下这个体会：

- 在问题和解决之间，存在着什么障碍？
- 问题要获得彻底解决，需要什么？
- 在解决问题的方向上，迈出的那一小步会是怎样的？

6. 接收

迎接答案的到来。用艺术创作的方式，以匹配的颜色、形状或画面，去表达你在聚焦过程中所接收到的答案和成果。包括在聚焦中对你产生意义的内容。

将聚焦交织进艺术治疗的过程中

聚焦，也可以在艺术治疗的开始、中间和结尾的任何时刻，整合进来。

归于中心

在一次治疗的起始之时，聚焦可以作为令人回归中心和平静下来的技术，帮助来访者放松并进入身体与心理的连接。

- 进入聚焦的练习（练习 6.2）
- 腾出空间（第三章和第八章）
- 聚焦于给人平和、安全、归于中心感受的人或物（练习 9.2）

选择艺术材料

在每次治疗的起始或整个过程中，来访者都可以随时选择契合自己体会的艺术材料去创作。随着艺术创作和内在体会的展开，来访者被鼓励与他们艺术创作中呈现的体会保持连接。

沉淀艺术表达和治疗体验

在艺术创作的中间或结尾部分，来访者可以进入内在的觉知，看看经过了艺术表达之后，自己正处在怎样的状态。相对于迷失于艺术创作之中，来访者更需要回到自己的身体及体会——沉淀艺术创作的体验。

对话

完成了艺术作品后，我们可以将它呈现给来访者，让她／他看着自己的作品，分享其中的内容和它所表达的内在体会。等来访者分享完后，咨询师开始问一些聚焦式的问题，这些问题可以直接是有关体会的，或者是有关艺术工作的。

与体会对话

有关体会的问题，比如：它需要什么？如果它被彻底疗愈会是怎样的？朝着疗愈的道路上，下一步会是怎样的？来访者倾听内在体会的回应。当它以色彩、形状或画面的形式回答时，来访者可以将它加入艺术作品中。

与艺术对话

治疗师可以结合积极想象、格式塔、聚焦中的叩问和接收的步骤等方法，引导来访者向艺术作品询问一些问题。比如：你想告诉我什么？你从哪里来？你想让我知道什么？你需要什么呢？这两个不同的部分想告诉彼此什么呢？（请参见第四章中，有关艺术治疗结合格式塔、积极想象和对话等方法的运用）来访者倾听艺术作品和内在体会的分享。

表达性艺术的转变和联合运用

当来访者看着自己的艺术作品，他 / 她的内在体会是怎样的？有一个词语、句子、姿势或声音契合于他 / 她的体会吗？一个词语或句子可以变成一首诗或故事；一个姿势可以变成一个动作或舞蹈；一个声音可以变成一首曲子（请参见第十五章和第十六章的具体方法）。

创作完成了吗？

反思已完成的艺术作品，来访者可以与自己的体会核对一下，看看感觉如何？艺术作品是否已经淋漓尽致地表达了体会？它还需要补充吗？

标题

看着自己的作品，是否有一个词语或句子，很契合于整体的体会，这个词语或句子可以成为这个作品的标题。

回顾和提醒

经过了艺术创作和整个治疗工作之后，治疗师可以请来访者探寻一下自己的内在，有什么是他 / 她希望带到下一周的（下个月或来年的）。可以让他 / 她把艺术作品带回家，作为一种回忆和提醒。

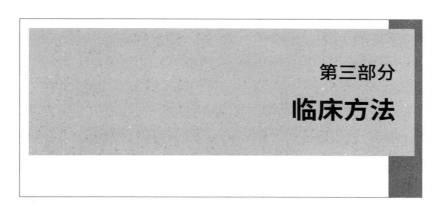

第三部分
临床方法

Clinical Approaches

第七章
通过艺术腾出空间

　　通过艺术腾出空间，是聚焦取向艺术治疗中很重要的一个方法，经常被用于个体、伴侣、团体和家庭治疗中。在通过艺术腾出空间的过程中，来访者通过感受"一切安好"来识别问题，并想象把它们放置于身体之外有一定距离的地方。艺术中的意象能帮助腾出空间的完成。比如，来访者可能会想象把每个问题都打包进一个包裹，将它放在适当距离之外，或者放到一艘小船上，让它漂移到小湖中。艺术能帮助把这些放置于一边的体会具体化和象征化。等清理完这些问题之后，来访者会获得"一切安好之地"的体会，然后在艺术中将其象征化。有时，来访者会感觉她们已经不受问题打扰，用她们的想象，创作出"一切安好之地"。妮可，一位从这一专业培训课程毕业的学生，描述她的画（图 7.1）便是来自她在课上练习腾出空间时的体验。

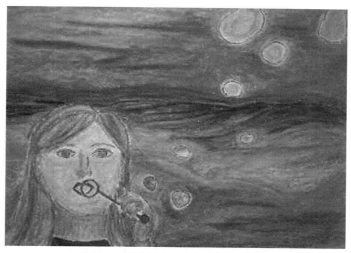

图 7.1　通过艺术腾出空间，妮可

　　想象中，我在吹泡泡，我看着它们飘到令我感觉舒适的距离之外。每个泡泡都分别代表我不同的问题和担忧。我给沙滩涂上明亮的青绿色、粉红色、橘色和黄色——感觉很乐观。目前我把这幅画放在我的房间里，每当我有压力时，我会去看看它。通过这个画面，我能够连接上我内在的"一切安好之地"并找到幽静之感。

通过艺术腾出空间，能帮助我们归于中心、减轻压力、和淹没性的感受保持距离，并不再与之认同。它同时也能帮助来访者拥有一种体验式的认知，即她们的内在有一个自我是和她们的问题分离的，也是一个始终保持完整的地方。

本章内容还包含：一个有深度的、通过艺术腾出空间的临床个案；和背景感受及"一切安好之地"工作的简述；通过艺术腾出空间的艺术材料清单；三个适用于广泛临床情境的引导文。

个案：玛丽

玛丽，一位41岁的中年女性，最初进入治疗是因为她在婚姻上的困难和职业上的困惑。初始访谈时，玛丽走进我的办公室，感到被情绪淹没，而且不知道该聚焦于什么问题。当来访者感觉到被压垮、非常困惑，腾出空间是开始一次治疗会谈的很有效的聚焦练习。我建议玛丽，我们可以通过腾出空间来开始治疗——她同意了。

我引导玛丽做完通过艺术腾出空间Ⅰ：非指导式想象（练习7.1）。她选择了不同大小、形状和颜色的图画用纸，代表她正承受的不同问题：蓝色代表她对关系的忧伤；橘色表示她工作上的困惑；绿色代表她的经济状况；棕色代表她"总感觉沉重和抑郁"的背景感受。玛丽将这些象征她各式各样问题的纸张，打包进一个用绢纸做的包裹里，然后打上蝴蝶结。接着，她用粉红色、黄色和紫色的羽毛创作出一个圆，在圆中心放入金色的亮片（图7.2）。

她花了一点时间看着自己的艺术作品，然后分享说：

我把我在人际关系中的忧伤、工作带来的困惑、财务问题还有我的抑郁，都放进了这个包裹。想象把它们放置于我之外，并放进包裹里，这让我感觉很好。令我感觉神奇的是，当我把每一个问题写在建筑用纸上之后，我的身体释放了很多的压力——就好像压力从身体里搬出去了。我感觉自己更安静和平和。难以置信的是，我可以在自己的内在发现这个黄金中心。这让我意识到自己的内在存在着这个黄金中心，它不受我的人际关系及职业问题干扰。

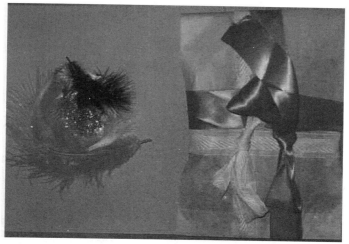

图 7.2　通过艺术腾出空间，玛丽

当我们提到腾出空间的体验和艺术，玛丽获得了全新的洞见——她说看见自己的问题被打包进一个漂亮的包裹，帮助她发现这些问题中所蕴藏着的礼物。她说如果没有这些问题，她便不会被引导着去发现，什么对她来说代表着真相和意义。她意识到她开始感激人际关系中的问题所蕴含的意义，带领她走向更深入的亲密。代替曾经对这些问题和伴侣的愤怒的是，玛丽体会到感恩和希望。

背景感觉的力量

第一次听闻"背景感觉"，是我在学习聚焦的时候，有人引导我看是否有一个"背景感觉"或"总是存在的感觉"。当我扫描身体内部，我很震惊地发现，有一种难以捕捉的、几乎不可见的**总是**存在的感觉，就好像我不得不将它纠正过来。这种"背景感觉"或长期**总是**存在的感觉，就如我们情绪生活的壁纸，经常不被注意到，但总是存在于那里，给我们的体验涂抹上各种色彩。

个案：史蒂夫

史蒂夫，一位从这个专业培训课程毕业的学生，发现他的背景感觉深深地嵌在他的精神里。他是这样描述他的体验的：

> 当我们开始练习清除背景感觉时，我为此做了很多的努力。我想象到移除我的背景噪音，就好像一个挖掘机深深地铲入土壤，我几乎无法在单次呼吸中完成铲除。我一共用了六次呼吸。每做一次呼吸，我便想象挖掘机更深地铲入土壤。如果我停止呼吸，挖掘机就会停下来。六次呼吸之后，我接收到的画面是，挖掘机清理了污垢，我的背景感觉被移除。紧接着，我体会到身体里刚释放掉背景感觉的地方，发出类似嗡嗡嗡的声音，有能量在内部流动。我的画（图7.3）中，这些线条代表我整个身体，能量经由刚清理的位置很通畅地流动于内在。

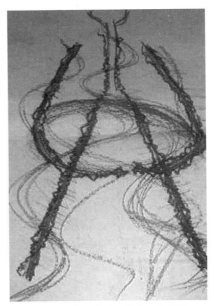

图 7.3　清理背景感觉，史蒂夫

"一切安好之地"

对于来访者来说，将通达他们内在"一切安好"（平和或安住于当下的）的空间和他们的问题分离开，这个体验是富于启发性的。当艺术作品被创作出来后，能帮助我们看到色彩和构图所呈现的内在动感的探索，和"一切安好之地"的整体感觉。艺术创作的过程会加深和拓展"一切安好之地"的体验。视觉化的艺术是对这一体验的提醒，能唤醒来访者对内在已然完整的空间的觉察和连接。

个案：丽贝卡

在一次工作坊中，一位名叫丽贝卡的成员描绘说，当她注意到自己将背景感觉放置于身体之外的一定距离时，内在发生了转变：

> 当我聚焦于在我和"一切安好"之间到底是什么时，我觉察到一种不算很强烈的羞愧的背景感觉。我将它视为我身体内的一个阴影。然后友好地对待这个羞愧和阴影，坐在它们身边，这让我的"一切安好之地"的体验变得更清晰。
>
> 我把自己感知为一个编织篮——一个坚固的、实用的、有美感的容器，安详的"一切安好之地"位于其中，并充满了金色的光芒（图7.4）。代替原先我几乎察觉不到的背景感觉，这个充满金色光芒的篮子，已经成为我最重要的体验。

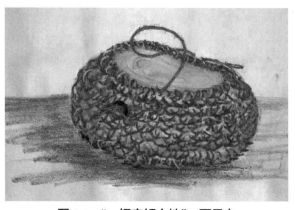

图7.4 "一切安好之地"，丽贝卡

腾出空间所需的艺术材料

通过艺术腾出空间的练习，可以选择不同种类的艺术材料（参见专栏7.1），这取决于特定群体的特性以及来访者的偏好。更混乱和更需要结构化的来访者，便需要能提供控制感的艺术材料。比如一些绘画材料，像记号笔和彩色铅笔，就比油画更具控制感。使用一些简单的材料，比如将图画用纸剪成各种图形，然后放入一个盒子里，来进行腾出空间的练习，就能给来访者容易操作、很有控制感的感觉。用陶土制作形状或绘画油画，需要更高的技能水平。高功能的来访者更喜欢有很多的艺术材料可供选择。

专栏 7.1　通过艺术腾出空间所需的材料

1. 素描材料：铅笔、钢笔、彩色铅笔、彩色记号笔（细和粗的），油画棒、粉笔、炭笔，可用于画出"一切安好之地"和阻碍获得"一切安好"感觉的问题。

2. 绘画材料：丙烯、装饰画、水彩、其他一些无毒的绘画产品，可用来画出来访者面临的问题和"一切安好之地"。不同尺寸的刷头和海绵，能表达出不同质感的体会。

3. 各式各样的纸张：图画用纸、手工纸、米制的纸和绘画卡纸，都可以用来代表来访者的问题和"一切安好之地"。这些纸，可通过剪或手撕的方式，弄成各种形状，也可以用粘贴、卷边、叠层等方式，再配合不同的色彩，来表达来访者的每一个问题和"一切安好之地"。

4. 黏土、面团和其他造型材料：这些材料可以用塑形、滚搓、压平等方式，制作成各种能代表每个问题和"一切安好之地"的象征性造型。其他一些小手工材料，比如小木棍、羽毛和纽扣，也可以被添加进来，以表达各种不同质感的体会。

5. 可找到的物品和建筑材料：所有可找到的物品（比如木头、石头、岩石、树叶、天然的羽毛）也能用来作为对问题和"一切安好之地"的象征。

---

6. 手工材料：一系列的手工材料，包括毛线、细绳、毛毡、盒子、容器、缎带、小金属片，都能用来代表问题和"一切安好之地"。

7. 容器、盒子和袋子：各种容器、盒子和袋子，都能被来访者用来装他们在腾出空间练习中发现的"问题"。

通过艺术腾出空间的不同方式

到底是用更结构化还是少一些结构化的方式，通过艺术腾出空间的练习取决于个体和团体的特点。通过艺术腾出空间Ⅰ：非指导式想象适合于高功能来访者，他们倾向于能通达他们内在自然浮现的意象源头。通过艺术腾出空间Ⅱ：指导式想象（睁开眼睛或闭眼）适合具备足够安全感的来访者，他们愿意倾听自己内在的体会，但需要治疗师加入一些结构化的想象建议，帮助他们将一些问题放置于一定距离之外。第三种，通过艺术腾出空间Ⅲ：具体的想象（睁开眼睛），是最具结构化的方法，适合于那些有更严重的精神疾病、处在创伤修复早期或有解离倾向的来访者。

练习 7.1　通过艺术腾出空间Ⅰ：非指导式想象

（首先，邀请来访者找到一个舒适的姿势。）做几个深呼吸，邀请你的身体放松下来……如果你喜欢，可以闭上眼睛……或者是睁开……看看哪种方式更舒服些。当你准备好了，问一问自己，"此刻，我的内在感觉如何？"想象你的关注力就像一盏探照灯一样，观察你身体的内部，仅仅是注意到你所发现的任何内容……看看你是否能接纳你所找到的这些内容，不带任何评判……现在想象你自己正在一个很平静的地方……它可能是你已经知道的一个地方，或者是你在想象中创造的地方……当你准备好了，问一下自己，"此时此刻，在我和'一切安好'的感觉之间，到底是什么？"让答案自然浮现……现在先不要去理会内在任何特别的问题……当每一个问题呈现时，想象将它放在离你有一定距离的地方……也许是公园的长椅上……或一个盒子里……或是想象你在沙滩上休息，然后将所有浮现的这些问题，放入水上的一艘小船上……或者将所有的问题和忧虑打包进包裹里……当每一个问题呈现时，都将它放置于离你一定距离之外，而你自己则待在那个平静的地方……（暂停）。等到你将每一个问题都放到某处后，再次和自己的内在做一下核对，友好地问一问自己，"此时此刻，在我和感觉'一切安好'之间，是什么呢？"同样的，当有问题呈现时，照样把它放到和自己保持一定距离的地方。如果没有问题再呈现了，温柔地问一下内在，"除了所有这些问题，我'一切安好'，是吗？"……如果还有问题冒出来，便将它加入问题堆里。请和你的问题堆保持令你舒适的距离。

背景感觉

有时候我们经常会承受着一种背景感觉……可能是总感觉有点焦虑……或者一点抑郁，或者其他经常会有的感觉……和自己的内在做一下核对，看看是否有一种背景感觉阻挡了"一切安好"的体验……如果有，将它加入你的问题堆……再次检查……（暂停。）"除了这些问题之外，我感觉'一切安好'，是吗？"

"一切安好之地"：把所有问题都放置于一定距离之外，现在，我邀请你将关注力带向"一切安好之地"……看看是否有一个画面像个"把手"一样，正好契合于这个"一切安好之地"的体验……和你的身体做一下核对，确保这个画面是正确的。如果不准确，便邀请新的画面呈现……如果到来的是一个词语或句子，没问题……接纳它。

艺术性表达

当你准备好了，请用艺术材料去创作和表达"一切安好之地"的体会。有些人更想只创作出"一切安好之地"的作品，但还有些人更愿意去创作被放置于一旁的问题堆。如果你接收到一个词语或句子，请很自由地去创作出它们。

通过艺术腾出空间Ⅱ：指导式想象（睁开眼睛或闭眼）

这个系列的方法适合那些感觉闭眼是安全的来访者，但他们需要治疗师提供足够安全和有结构性的想象引导，帮助他们将问题和担忧放置于身体之外。很重要的是，我们需要让来访者知道，在练习的任何时段，他们可以自由地选择闭上眼睛还是睁开。以下是有关帮助来访者将问题放置于身体之外的指导式想象示例。

1. 想象你身处一个安静的公园，正坐在公园的长椅上。在附近还有一把长椅，你把所有阻碍你感觉"一切安好"的问题和担忧，都堆放在上面。

2. 想象你有一个很漂亮的风筝，你所有的问题和担忧都被搁置于风筝上。

3. 想象你把每一个问题或担忧都放进一个气球。看看你是否愿意给它连上一根线。如果可以，想象你牵着线，而气球飘到离你有点距离的地方。或者，看看你是否更愿意让这个气球完全飘向天空。

4. 想象你把每个问题都装入一个包裹，然后把包裹放到离你有适当距离的地方。

5. 想象一下你有一个很大的容器或盒子，能够装下所有阻碍你感觉"一切安好"的问题。当每个问题出现时，想象着把它放入容器中。

6. 想象你生命中的一些人（朋友、治疗师、家庭成员、老师、灵性导师），他们能为你包容每个问题或忧虑。

7. 想象把问题都放进一艘小船，然后将船送入一个平静的湖泊，停泊到令你感觉距离适当的位置。

将问题放进小船的想象范本

练习 7.2 **通过艺术腾出空间 II：指导式想象（睁开眼睛或闭眼）**

（首先，邀请来访者找到一个舒适的坐姿）做几个深呼吸，邀请你的身体放松下来……如果你愿意，可以闭上眼睛……或者睁开……看看哪种方式更舒服一些。做几个更深的呼吸……当你准备好了，问一问自

111

己，"此时此刻，我的内在感觉如何？"耐心地倾听……给你的身体一些时间去获得答案……想象你的关注力就像探照灯一样，转向身体的内在，欢迎所有你找到的问题……不带评判地接纳这些问题……现在，想象你自己身处一个平和的地方……天空是水晶般的蓝色，空气清新。在这个平和的地方，有一个宁静的湖泊，你正坐在湖边……想象你坐的地方正是为你准备的……当你准备好了，问一问你身体的内在，"在我和感觉'一切安好'之间，到底阻挡着什么？"让答案自然浮现……现在不要进入任何一个特殊的问题……当每个问题呈现时，想象着把它放入停靠在湖泊边的小船里。然后将小船放置于和你有适当距离的地方……有些人希望小船和自己分开但相当得近，其他人则喜欢让小船驶出去一些，半程或完全穿越湖泊。还有一些人希望小船彻底地离开。感觉一下哪种距离是你需要的……继续叩问你的身体，"现在，在我和感觉'一切安好'之间还有什么呢？"当还有问题呈现时，想象着将每个问题放入小船中。当不再有问题浮现后，你可以通过叩问来检验一下，"除了这些问题，我感觉'一切安好'，对吗？"……如果还有问题呈现，继续把它放进小船中。让你自己和承载着问题和忧虑的小船，保持舒适的距离。

背景感觉

有时候我们经常会承受着一种背景感觉……可能是总感觉有点焦虑……或者一点抑郁，或者其他经常会有的感觉……和自己的内在做一下核对，看看是否有一种背景感觉阻挡了"一切安好"的体验……如果有，将它加入你的问题堆……再次检查……现在感觉如何？

"一切安好之地"：把所有问题都放置于一定距离之外，现在，我邀请你将关注力带向"一切安好之地"……看看是否有一个画面像个"把手"一样，正好契合于这个"一切安好之地"的体验……和你的身体做一下核对，确保这个画面是正确的。如果不准确，便邀请新的画面呈现……如果到来的是一个词语或句子，没问题……接纳它。

艺术性表达

当你准备好了，请用艺术材料去创作和表达"一切安好之地"的体会。有些人只想创作出"一切安好之地"的作品，但还有些人更愿意去创作被放置于一旁的问题堆。如果你接收到一个词语或句子，请很自由地去创作出它们。

通过艺术腾出空间 Ⅲ：具体的想象（眼睛睁开）

这种指导性的方法适用于那些有各种精神疾病、处于创伤修复的早期阶段、对于闭着眼睛感到不安全、将注意力转向身体内在也感觉不安全的来访者。而对于那些缺乏信任感、自我未整合、无安全感的群体，与他们做这一治疗方法时也要谨慎。然而，有个别这种类型的来访者，很享受于内在聚焦过程（闭着眼睛）并感到安全。这就需要临床医生对之进行评估。在这种方法中，治疗师的声音和语调、引导的措辞，帮助来访者将关注力导向内在的体会，而无须他们闭上眼睛再进入内在。

练习 7.3 通过艺术腾出空间 Ⅲ：具体的想象（睁开眼睛）

1. 艺术笔记：（给来访者一本空白的艺术笔记本。）看看你是否能注意到，现在是什么在阻碍你感觉到"一切安好"或"没问题"或"安住于当下"。在你的笔记本中记录这些问题。以象征性的方法去描绘每一个问题或忧虑，你可以通过写或画，把它们记录在页面的某处，来和它们保持距离。这个象征性的方法，可以是色彩、形状、构图或画面，只要它契合于你关于忧虑的体会。将你的每一个担忧都象征化。当你写下和象征化所有这些忧虑之后，再用艺术材料，去表达你内在那个和这些问题分离的、让你感觉"一切安好"的地方。

2. 容器、盒子、信封：来访者将问题或忧虑写在纸上（彩色的图画用纸、写作纸张、索引卡等），把它们放进一个容器、盒子或信封里，然后搁置于一定距离之外。等来访者把问题都装进了盒子之后，再邀请他们用艺术材料创作出"一切安好之地"，治疗师可以解释说"一切安好之地"是自我的一部分，它和盒子里的所有问题是分离的。来访者也可以装饰一下盒子、容器和信封。

3. 物体／沙盘：一些小物体也可以拿来作为象征物，代表那些阻碍来访者感受到"一切安好"的问题或担忧。比如，一个来访者可能会选择一个小图形代表她的哥哥，或一块粉笔板代表学校。来访者可以把小物体象征性地放在纸张或沙盘的某处。等到所有象征问题的物体都放置好之后，来访者找出某物代表"一切安好之地"，再将它放到她喜欢的位置。来访者可以重新布置这些小物体和小模型，直到她对布局感到满意为止。

有关通过艺术腾出空间练习的提示

1. 引导文需要适合来访者的临床状态（即非指导式的、指导式的、眼睛睁开）。

2. 通过艺术腾出空间是一个很有效的减压技术。

3. 它能帮助来访者确认自己的问题和压力，并把它们放置于一定距离之外，然后去体验自己内在和所有这些忧虑分离的部分。

4. 通过艺术腾出空间，能帮助来访者感受、体验、看见和了知他们内在始终保持完整的那个空间。

第八章
聚焦取向艺术心理治疗

聚焦取向艺术心理治疗将简德林的聚焦方法和理论体系作为很基本的引导，整合进艺术治疗，一起引领来访者的体验过程。在学习聚焦取向艺术心理治疗的应用方法时，我觉得很有帮助的是理解和熟练掌握聚焦的步骤以引领来访者的体验过程。第一个个案简略地描述了将聚焦步骤和艺术治疗予以整合，然后运用于一次个体心理治疗会谈的过程。一旦治疗师熟悉了聚焦步骤，就更容易把聚焦方法合并于艺术治疗，如此感觉整个治疗过程是很自然的流动。第二个个案，唐娜，已经经历了一年多的治疗，则示范了聚焦和艺术治疗如何穿插于每次治疗会谈的片段中。

个案：莎拉

莎拉是一位 28 岁的女性来访者，她来找我做个体心理治疗，莎拉刚从美国的另一个地方搬过来，希望我能帮助她调整状态，以适应新的工作。她对将聚焦和艺术治疗结合用来处理她目前的困境很感兴趣。在聚焦取向艺术心理治疗中，来访者可以先做腾出空间（步骤 1），或者先选择一个困扰自己的问题（步骤 2），在此步骤中，治疗师邀请来访者聚焦以获得一个体会，有关于他们此时此刻的感觉，以及在当日有什么是最需要被关注的。

选择一个问题

治疗师：你愿意花点时间聚焦吗，去看一看此时此刻你感觉如何，有什么最需要我们的关注？（莎拉回答说，"好的"。）做几个深呼吸，进入你的身体，感觉来自地面和椅子的支持。跟随呼吸来到你身体的内在，问一问，"现在我感觉如何？"请友好地对待你发现的任何内容（聚焦态度）。当你准备好了，再问一下自己，"此时，有什么是最需要我关注的？"（当莎拉闭着双眼，温柔地感知内在时，治疗师安静地陪伴着她）。

莎　拉：（睁开眼睛）我感觉到真的很困难，搬到一个新的城市，离开我的好朋友们，与此同时，还得开始一份新工作。

治疗师：你发现在同一时间经历搬家、离开好友、开始新工作，真的是很艰难（体验式倾听）。你愿意花一点时间去聚焦，看看所有这些感觉起来是怎样的吗？

莎　拉：好的。

体会

治疗师：跟随你的呼吸进入你的身体，到达那个发现改变真的很困难的内在空间……从搬家，到和朋友说再见，和开始新工作……想象自己坐在它的旁边，温柔地问一问，"这种'发现真的很困难'的整体感觉是怎样的？"（当我安住于当下地陪伴着她时，莎拉安静地感知她的内在）。

把手 / 象征

治疗师：看看是否有一个画面，像一个把手一样，恰好契合于这个内在的体会（莎拉等待着，然后睁开眼睛）。

莎　拉：我感觉它就在这里，在我心脏这里。它很紧。我能想象到一个画面，一颗心被锁在了一个盒子里，心脏里充满了泪水。

在艺术中交互感应和象征化

治疗师：检查一下这个体会的画面是否准确……你愿意把它画出来吗？

莎　拉：好的（莎拉拿起一根红色的油画棒，勾勒出心脏的轮廓。接着，她开始给它填入蓝色，代表眼泪。并在心脏的周围画了一个方

形的盒子，涂上了蓝色。然后，她用黑色油画棒，在盒子周边
涂上黑色的阴影。参见图 8.1）。我的心被锁在了这个盒子里，
里面还埋藏着我的泪水。我感受到所有的痛苦，但我又不允许
自己感觉到它。心脏周围的蓝色是所有的悲伤，而黑色是抑郁
的感觉。我感到非常沉重。我真希望自己能哭出来。

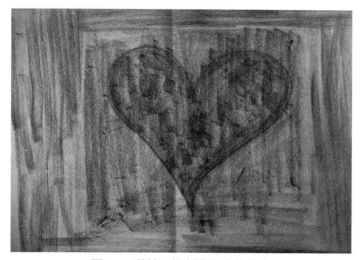

图 8.1　莎拉，抑制住泪水的体会

治疗师：你的心里充满了泪水和悲伤——它被锁在了一个盒子里。在它
　　　　的周边还有悲伤甚至抑郁的感觉（对莎拉的艺术作品和语言表
　　　　达进行体验式倾听）。

这时，莎拉已经碰触到生活的变动和丧失所带来的困难感受和体会。她
的体会是身体式的感知——心脏部位的紧绷。把手和象征以画面的方式呈
现——一颗充满了泪水并被锁在盒子里的心。莎拉以视觉化的艺术形式表达
她的体会和象征。我们一起看着并讨论了这幅画之后，我问她是否愿意继续
深入内在，更多地倾听一下这颗被锁在盒子里并充满泪水的心。她同意了。

叩问

治疗师：让我们回到那个感觉"真的很困难"的位置……在那里你获得
　　　　了一个被锁在盒子里并充满泪水的心的画面。想象一下你坐到
　　　　泪水的旁边（陪伴）……当你感觉能很好地接触它时，问一下，
　　　　"是什么让这些泪水和心锁在了盒子里？"或者，"它需要什
　　　　么？"［过了一会儿，莎拉睁开眼睛，拿起一根蓝黑色的油
　　　　画棒，画出泪滴坠入水池的画面（图 8.2）。当她画着这些泪水
　　　　时，眼泪夺眶而出，顺着脸颊流下来。我安住于当下地坐在那
　　　　里，陪伴着哭泣的莎拉。］

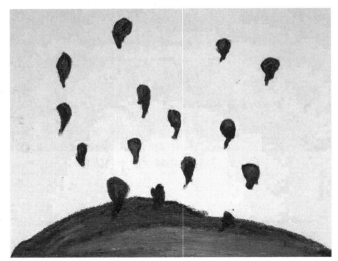

图 8.2　莎拉，体会的转变，泪水的释放

莎　拉：我记得在我很小的时候，我的家庭搬了很多次家。我在七年当
　　　　中换了四次学校。我经常要告别我的朋友们。

治疗师：这些被锁在里边的悲伤和泪水，来自你很小时候的经历……而
　　　　此时此刻它们被释放了（莎拉认同）。你是否愿意回到内在，
　　　　问一问这个地方需要什么吗？

叩问和接收交替进行

> 莎　拉：内在这个悲伤的地方很需要被释放。［接收］它感觉到更柔和了。尽管它还是有一些悲伤，但我感觉好一点了。虽然搬家很困难，但我可以布置一个新家，和我的新朋友们，就像我之前做过的那样……然后继续和老朋友们保持联系。

聚焦能促成来访者获得象征体会的画面，而艺术创作过程可以将画面可视化。在体会和艺术创作之间，有着持续进行着的互相作用——彼此影响着对方。在莎拉的个案中，聚焦和艺术都提供了通往潜意识动力的途径，并将它们带回到意识觉察的领域，从而可被修通。通过聚焦和艺术创作，许多生活经历的线索被连接上了，也向我们呈现出过去的经历是多么容易影响到现今的生活。莎拉内在的变化（体会的转变）反映在她的艺术作品中——从抑制住泪水，锁进盒子里，到允许自己泪如雨下。尽管聚焦和艺术治疗有着各自独一无二的规则和方法，但它们又相辅相成，共同促成来访者连接上他们的体会、展现身体的智慧并承载着他们朝生命前进的方向前行。

唐娜：一年的旅程

唐娜是一位 52 岁的女性，她深受丈夫突发性心脏病的打击，同时自己又离开急诊工作回到学校，这些变故引发了她的抑郁情绪，因此她来找我做一对一的艺术心理治疗。唐娜已经接受过谈话心理治疗，但仍旧感到抑郁。她感觉基于艺术疗法的心理治疗，也许可以帮助她通达自己强大理智之外的其他自我部分。我们在一起工作了一年多，我对这个个案的叙述将会被分成三部分，重点在于治疗初期、中期和结束。聚焦和艺术治疗在每一次的治疗中交织着运用，以此更协调地回应于她的感觉体验。在唐娜进治疗室之前，我都会准备一些易于使用的艺术材料——一块画板、油画棒、粉笔、记号笔。

初期治疗阶段

在唐娜和我谈论了相关的背景信息和治疗目标之后，我向她介绍了如何在治疗中运用聚焦和艺术创作。为了帮助唐娜澄清她目前的状态和她想解决什么问题，我带领她进行进入聚焦的练习，这种倾听内在的方法，能让来访者获得一个体会，即到底什么对他们是重要的。

> **进入聚焦**：做几个深呼吸，深深地吸气到你的身体里。跟随你的呼吸，进入你身体的内在。当你准备好了，问一问，"此时此刻，我的内在是怎样的？"（暂停）。友好地对待你所发现的任何内容。看看是否有一个词语、句子、画面、姿势或声音，像一个把手一般，很契合于这个内在的体会。和你的体会核对一下，看看这个把手的象征是否准确。当你获得了体会，问一问，"今天有什么问题需要我的关注？"

过了一分钟左右，唐娜睁开眼睛，开始告诉我关于离职和她丈夫的疾病的事；我注意到她身体轻微的紧张和脸色微妙的变化。我自己的感知是，她正临近于内在一些重要东西的边缘。当到达这种边缘处时，我会邀请来访者花一点时间去关注一下，当她在说话时，内在的感觉是怎样的。我问唐娜，"你愿意花一点时间，看看你身体的内在感觉如何吗？"唐娜慢慢闭上眼睛，等待着。我也等待着，在她感知内在时，陪伴着她。尽我所能地同调于她内在的体验过程，我一直保持着倾听的状态，然后说道，"看看是否有一个画面、词语、句子、姿势或声音，像一个'把手'一样，很契合于去描绘这个体会。"大概一分钟之后，唐娜睁开眼睛，开始描述一个画面。我告诉她可以将这个画面画出来。她选择了一个黑色的油画棒，在画纸的中间偏低的位置，画了一个很浓重的黑色的形状。她添加了一个灰色的、山一样的形状环绕着黑色的部分（图8.3）。然后她用不常用来写字的左手写下几个字，"沉重、忧伤、污点。"

我们一起看她的画作，唐娜分享说，灰色色调和不成型的污点代表了她的抑郁。结合了简德林的叩问和接收步骤，我请唐娜回到内在，友好地对待"沉重、忧伤、污点"，并倾听它："想象你坐到它旁边，问一问它，'是什么造成它沉重、忧伤，像一个污点？'"唐娜很安静地向内觉知，而我通过自己的临在，静静地陪伴着她。唐娜睁开眼睛，挑选了一个棕色的油画棒，画了一个图形。完成这个图形后，她又画了很多水平线，穿过这个图形，涂盖了它（图8.4）。

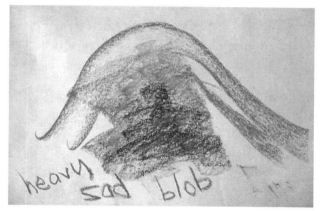

图 8.3　**唐娜，体会，沉重、忧伤、污点**

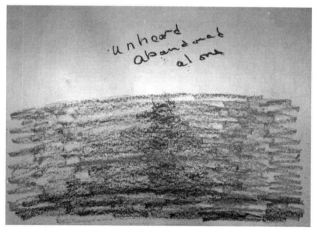

图 8.4　**唐娜，不被听见的、被遗弃的、孤独的**

在画纸顶部靠中间的位置，她写上"不被听见的、被遗弃的、孤独的"几个词。当我看到唐娜将画中的图形全部涂盖了时，我感觉到了她的痛苦。

在聚焦取向艺术治疗中，我们经常会在倾听体会、获得一个把手/象征、创作艺术、分享、回到内在和体会相核对等步骤之间交替进行。等到唐娜分享了她的画作之后，我请她更多地倾听那个不被听见、被遗弃、孤独的自我："你能坐到那个不被听见的、被遗弃的、孤独的自我旁边……然后问问她需要什么吗？"唐娜睁开眼睛，说："被看见……被听见。"我把这几个词反射给她，"她需要被看见和听见。"这在两个层面都是非常重要的。唐娜进入了她小孩部分和成人部分之间的内在对话。小孩的部分被成人部分所看见和听见。同时，小孩的部分呈现在艺术中，被唐娜和治疗师一起看见和听见。

我问唐娜，连接上她自己的这个部分，画出它、看见它并被我看见，感觉如何呢。唐娜分享说，虽然很痛，但发现这个部分的存在，让她感觉挺好的。这里有一个体会的转变——从忧伤、沉重、污点，到不被听见、被遗弃、孤独、掩盖自己，再到内在的某些部分感觉挺好的。正如简德林曾陈述的：

> 这样的一步是让我们感觉很好的——释放了能量。一个人所发现的可以是让他感觉好的，也可能是感觉坏的，但这是急需的一步——发现的一步——总会带来安慰，就像新鲜的空气一样。这样的作用不会让痛苦变得更痛苦。我称之为"体会的转变"。（Gendlin，1996，P.26）

在治疗的早期阶段，唐娜看见了她当前因为照顾生病的丈夫忽略自己的需求而产生的感觉，与她源于作为六个孩子中的老大，长期不被听见和看见的感觉之间的联系。聚焦、艺术治疗和看见，帮助唐娜了解了自己的潜意识、原生家庭的问题，接近体会的意象、倾听痛苦，进而推动她未解决的问题朝着生命前进的方向发展。

中期治疗阶段

我们每次的治疗会谈基本上都以简略地回顾前一周作为开始，包括重要的事、取得的进步、遭遇的困难和进入聚焦（Focusing Check-in）的练习（参见"初期治疗阶段"部分和练习 6.2）。进入聚焦的练习能促进来访者对他们自己的心理治疗方向拥有主动权。唐娜在聚焦中觉知到当天她感觉如何，什么问题最需要她的关注之后，她睁开眼睛说道，"我一直想尽力为自己做点什么，但所有的那些事情都在阻碍我——我的电脑瘫痪了、我的儿子要我照看孙子、我还得为我的丈夫预约所有的医生，我需要自己的时间！"我问唐娜是否愿意进一步探索这个问题；她回答说，"是的。"我引导唐娜去获得刚刚所分享的内容的体会："做几个深呼吸，进入你的身体（暂停）。让自己去觉知一下刚刚所说的那个问题。问一问，'我的内在对这个问题的整体感觉是怎样的？'（暂停）看看是否有一个画面契合于这个内在的体会。"过了一会儿后，唐娜睁开眼睛，拿起一根红色的油画棒，画了一个类似树根的形状，然后给底部涂上橙色，顶端则像爆竹爆发一样的图像（图 8.5）。两根棕色的木槌形状的物体，压着树根的两边。她给这幅画起的名字是"愤怒"。

对于这幅画作，唐娜分享说，"我感觉所有的愤怒都被我压抑在内部——就好像我快要爆炸了。"我反射了她有关愤怒的体会。这里有几个步骤会轮流进行，或者叫曲折前行（Gendlin，1970），分享、体会、艺术创作、同调于来访者的体验过程，它们轮流、交织着进行。这里，唐娜分享了她的画作，再和她的体会进行

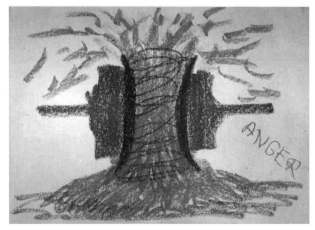

图 8.5　唐娜，体会，愤怒

连接，我们整合了简德林的叩问和接收的步骤。我邀请唐娜继续聚焦，想象着坐到愤怒之地的旁边——这个地方呈现病态，因为她的需求未被重视——然后问问它，"它需要什么呢？"［叩问］唐娜闭着眼睛大概半分钟。当她睁开眼睛后，她挑选了一根棕色的油画棒，在一页新纸上画上一个词"需要"（Want）（图 8.6）。

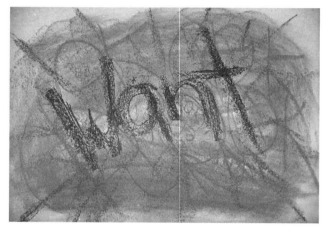

图 8.6   唐娜，体会，需要

然后她用黄色的蜡笔，在纸的各处写上"可以"（OK）。她又换成一根红色的蜡笔，继续在纸上写满"可以"。唐娜暂停下来，看着画纸，说，"我需要允许自己有所需求！"说完，她突然有了冲动，用所有颜色的蜡笔在纸上胡乱涂抹，各种颜色混杂在一起，一开始，"可以"和"需要"的字变得模糊不清了。但随着所有颜色混杂起来涂抹完成后，"需要"的字没有消失，反而变得更清晰。因为"需要"是用油画棒写的，油画棒的动态和强烈的能量感，伴随着周围干蜡笔混杂和渐弱的背景色调，使"需要"的字看起来要从纸上一跃而出似的。唐娜和我都被这个画面冲击到了——就像变魔术一样！这幅画反映出让唐娜的"需要"脱颖而出，而不被原生家庭的模式和当前问题所淹没或掩盖，对她来说是多么重要。

贯穿治疗的始终，唐娜都对这个问题进行工作，即允许自己有需求并获得满足，同时又能怀着同情心去关心别人。在一次治疗会谈中，唐娜聚焦并接收到她的体会所象征的画面，画面里她坐着，倾听着自己的内在。画出这个画面后，她写下了词语"界线"（boundary）（图8.7）。

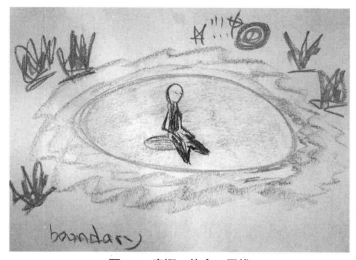

图8.7　唐娜，体会，界线

唐娜拥有一种被保护性的界线所围绕的体会，这个界线让她能和自己保持连接，同时也能保持足够的柔软，让一些她所选择的事情进入这个界线之内。

结束治疗阶段

在我们的最后一次治疗会谈中，我邀请唐娜回顾一下治疗过程，从开始阶段她提出的目标，到后来的改变和挑战，以及现在的结束。

聚焦后，她画出了她的体会，是一棵树的意象，底部是绿色的根，树干着色为温暖的土红色和棕色，树枝向外朝上伸展，并在顶部形成黄色和绿色的圆形形状（图8.8）。她在画的一旁写到"清晰"和"稳固"。

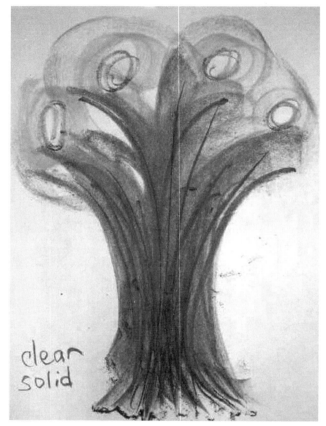

图 8.8　唐娜，体会的转变，清晰稳固

聚焦取向艺术治疗帮助唐娜了解到，她当前的生活压力是如何被她童年期未解决的悲伤所激发，即放弃许多自己的需求去帮助和照顾家庭。她不但修通了来自童年的悲伤和愤怒，也处理了当前因丈夫的疾病而有的悲伤，以及没有时间关注自己需求而引发的痛苦。聚焦帮助唐娜听见自己真实的声音，而艺术让这些内在的声音变得形象化和可视化。唐娜的艺术很清晰地反映出许多体会的转变，从早期画作中杂乱的图形、污点和被掩盖的形状，到中期画作中愤怒的宣泄和需求的表达，以及端坐着倾听内在的平和的人像，直至结案时非常清晰、强壮、向上朝外生长的树。就如艺术所呈现的那样，唐娜的生活也获得了改变。她有了重生的能量感觉，开始为自己的生活和工作创造空间，以此滋养自己并同时去照顾他人的需求。

在心理治疗中，在旧的、固有的模式和导向更宏大整体的新道路之间，经常会存在着冲突。旧有的模式未得到彻底的根除，它们会再现，尤其是在遭遇压力时。艺术在整个治疗旅程中，会起到提醒的作用——同时也能促进来访者通向丰富的意象资源、创造力、才略和内在智慧。治疗师把握着治疗框架，通过他/她的临在、共情、倾听、临床技术、聚焦和艺术上的建议，去帮助来访者，但答案和领悟则来自来访者自己的内在。来访者还会携带着这些技术，用到他们未来的心理自助中去。

提示：聚焦取向艺术心理治疗

聚焦取向艺术心理治疗专注的方面

- 在场的那个人
- 治疗性关系
- 体验式维度：身体中的体会
- 想象和创造的过程

治疗方法

- 聚焦
- 共情式倾听、艺术性反射、镜映
- 艺术性表达

在一次心理治疗情境中，聚焦取向艺术心理治疗可以以各种方式介绍给来访者：

- **导入/进入聚焦**：在治疗小节的开始，治疗师可以邀请来访者检查一

下自己的内在，看看当天是否有什么问题特别需要被关注："感知一下
内在，问一问，'今天最需要我关注的是什么？'"等到来访者确认了
问题后，治疗师可以引导他／她获得体会、将之象征化、通过艺术表
达出来。

● **选择一个问题**：不一定每一次治疗都以"腾出空间"开始。有时候来
访者知道自己要处理的问题是什么。或者来访者会以谈话开始，然后
导向一个需要被关注的问题。如是发生时——通常是在深度心理治疗
中——很重要的是，治疗师需要密切地保持对来访者内在过程的同调。

● **简德林的聚焦方法**：聚焦六步骤可以被用作贯穿整个治疗会谈的引导。
来访者可以被教以聚焦方法。在整个引导式聚焦过程完成之后，表达
性艺术方法可以被整合进来，也可以在某个步骤之后就被融入，比如
腾出空间、将体会象征化、交互感应、叩问、接收。

● **穿插于整个治疗会谈中**：治疗师倾听来访者的言语，并观察微妙的非
言语信息，在其非言语的表达中，也许会有更多能让来访者获得领悟
的内容，通过和身体的体会连接而产生洞见。本章中唐娜的个案就示
范了这样的过程。邀请来访者通向他们的感觉经验时，治疗师可以问
以下一些问题：

　◆ 当你说到这个问题的时候，它在你身体里的感觉是怎样的？

　◆ 你能感知一下，此时此刻身体内在的感觉像什么呢？

　◆ 你能花一点时间感知一下，这个问题让你感觉如何？

　◆ 看看是否有一个画面很契合于这个内在的体会。

　◆ 你愿意通过艺术去表达吗？

主题导向的团体治疗

第九章
成年精神病人的减压治疗

1978 年，针对成年精神病人的医治开始去机构化，我用聚焦艺术治疗方法带的第一个团体，便是在服务于精神病患者的去机构化的日间治疗中心。很多病人是从大型联邦医院转移过来的，他们有些在体制化医院里已经被关了 50 年。患者们在中心被诊断为精神分裂症、双相障碍、情感分裂性精神障碍、边缘性人格障碍、重度抑郁、焦虑障碍，等等，他们承受着幻听或幻视、思维障碍和自杀念头等各种压力。

20 世纪 80 年代，针对这个群体，只有有限的聚焦疗法的研究和临床报告，这些报告指出，在治疗中，治疗师特别需要注重聚焦疗法六步骤中的倾听、聚焦式态度和对患者体会的反射等技术（Egendorf and Jacobson，1982；Gendlin，1972；Prouty，1977）。正念练习、放松练习和压力管理，在如今的精神病治疗中很普遍，但在 20 世纪 80 年代我们对此一无所知。我曾被告知说，你不能给这些病人做"放松"的练习，也不能让他们在治疗过程中闭上眼睛。如今，基于对更多有效的临床报告的研究，美国哥伦比亚大学内外科系的 Dolores Malaspine 博士指出：

> 压力管理技术不仅能防止或减少精神分裂症的发作，延迟已经得病的患者复发的时间、减轻他们的焦虑（Falloon，1992；Linszen et al.，1998；Van Hassel et al.，1982）；并且当压力和皮质醇有所降低时，脑部海马体中的细胞能重新得到修复（Malaspina and Corcoran，2001）。

希望本章中聚焦取向艺术治疗这种将创造性直觉和临床敏感性相结合的方法，可以对精神病治疗领域所做的新探索提供有意义的启发和灵感。

表 9.1 列出的是这个为期 12 周的，针对日间治疗中心成年精神病人的主题导向聚焦取向艺术治疗的整体计划安排。

表 9.1 团体治疗和技术：12 周

周序	主题	目标
1	**向团体成员介绍压力管理**：团体的目标；有关压力管理的精神病教育主题的介绍；"平和之地"的聚焦练习	成员介绍和互相认识；学习放松的技巧
2—3	**确认和释放身体上的紧张**	学习第二个放松方法；压力和放松的身心觉察
4—5	**"腾出空间"而得以减压**	学习聚焦的第一步骤：减压和康乐
6—7	**聚焦步骤：选择一个问题工作**	学习如何与问题工作，朝着改变迈进
8—12	**练习：从前几周学到的放松、聚焦、艺术治疗**	强化放松练习；可用于自我关照的聚焦艺术治疗方法

团体治疗计划

- 团体报到
- 聚焦于压力：辨识身体中的紧张／以意象的方式将之象征化
- 画出有关压力的体会
- 减压练习
- 聚焦：辨识身体中的紧张／以意象方式将之象征化
- 画出此时此刻的体会是怎样的
- 分享

第 1 周 平和之地的练习

目标：向成员讲解团体的治疗目标和寻找内在的平和之地，从而创造一个让他们感觉安全的治疗环境；帮助成员们彼此认识；介绍聚焦态度和体会的基础知识。

治疗师引导团体成员去觉察身体里感觉压力和紧张的部位，形成体会，并以艺术的方式将体会所呈现的画面表达出来。然后，治疗师带领团体成员进行"平和之地"的练习，也将平和之地的体会所呈现的画面通过艺术的方式进行表达。

练习 9.1　在聚焦中探索压力

深深地呼吸，跟随你的呼吸，进入你身体的内在，去观察身体里任何感觉紧张或有压力的部位。看看你是否能友好地对待它。再看看是否有一个画面，像一个把手一样，很契合于去描绘这个紧张或压力带给你的体会。然后和体会核对一下，这个画面是否精确。当你准备好了，请将这个有关体会的画面画出来。

练习 9.2　平和之地和"保持友好"

想象你在一个很宁静的地方。这个地方你可能去过，也可以是完全想象出来的。感觉一下，当你想到这个地方时，你身体的感觉……友好地对待你所感受到的体会……（暂停一下）现在，看看是否有一个画面，很契合于这个内在的体会。当你准备好了，把这个画面画出来。

案例：卢卡斯

卢卡斯，53 岁，是日间治疗中心的一位病人，他被诊断为患有情感分裂性精神障碍。在进入聚焦的练习中，他介绍了自己有关体会的画作（图 9.1）："我的头脑里充斥着的全是各种担忧的想法，我感觉自己正从悬崖上掉落。"经过平和之地的练习后，卢卡斯分享了他的第二幅画（图 9.2）："现在我感觉更加平和了。"他的画中流动的波浪线和词语"更加平和"，可以印证他的新体会，卢卡斯的内在体会经验了转变，由担忧、感觉自己从悬崖掉落，到更加平和，他的两幅画很鲜明地描绘出了这个转变。艺术捕捉到了压力减轻的体会，是一种特别强有力的反馈工具。

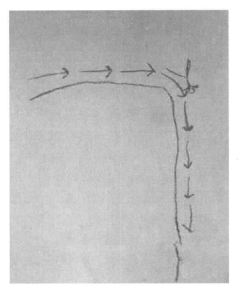
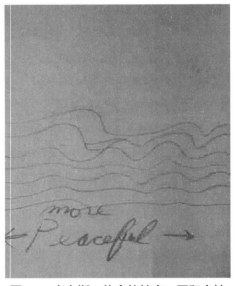

图 9.1 　卢卡斯，体会，压力　　　　图 9.2 　卢卡斯，体会的转变，平和之地

第 2 周—第 3 周　辨识和释放身体上的紧张

目标：教导患者一种安全的方式，去和他们的身体连接；确认身体里的压力，学会减压的技巧；运用艺术去表达内在体会和体会的转变。

治疗师引导团体在进入聚焦的练习（练习 9.1）中，去觉察身体里感到紧张和压力的部位，获得体会和象征体会的画面，并以艺术的方式进行表达。接着，治疗师带领团体进入"释放紧张"的练习（练习 9.3），然后获得象征体会的画面，并通过艺术方法表达出来。

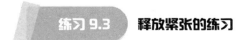

练习 9.3 　释放紧张的练习

引导团体成员，首先有意地让肌肉紧张，然后再放松肌肉（比如：手、手臂、双脚、腿、胃、眼睛、脸）。再带领患者进行聚焦，获得内

在的体会（画面），在艺术中将之表达。

案例：亚当

亚当，一位 24 岁的患者，分享了他的第一幅画（图 9.3）。画是用黑色的记号笔完成的："我的头和脚都感到猛烈的被敲击般的压力。这个练习之后，我感到压力都离开我的身体了……所以箭头都指向了另一个方向。"

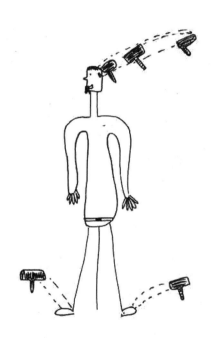

图 9.3　亚当，体会，紧张

他的第二幅画（图 9.4）是用紫色的记号笔画的，清楚地呈现出身体体会的转变，从紧张感进入身体到离开的转变——面带大大的微笑和更临在的眼神。艺术具象化了亚当的体会转变。

135

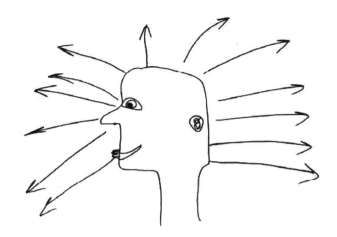

图 9.4　亚当，体会的转变，释放

第 4 周　以艺术的方式"腾出空间"——减压

目标：教导患者以方法帮助他们和自己的压力保持一些距离，并在内在找到"一切安好"之地。

腾出空间：参见本书前面部分用艺术方法"腾出空间 III"的练习，具体的想象（眼睛睁开），#2：容器、箱子、信封。

第 5 周—第 6 周　聚焦步骤：通过和一个问题工作而获得减压

目标：教导患者聚焦的步骤，去探索解决压力问题的方法（以下内容节选摘自第六章"指导式的聚焦取向艺术治疗步骤"）。

1. 腾出空间：参见通过艺术"腾出空间 III"的练习，具体的想象（眼睛睁开），#1：艺术笔记。

2. 选择一个问题并获得体会："腾出空间"的练习之后，让患者选择一个他们想解决的问题。引导他们获得一个体会。

3. 把手 / 象征：看看是否有一个画面契合于这个体会。

4. 共鸣：向内在体会核对一下这个画面是否精确。

5. 艺术：用艺术的方式去创作这个画面。

136

6. 叩问：治疗师引导患者去感知一下，如果问题都被解决会是怎样的感受。

7. 画出问题被解决后的体会：让患者用艺术材料去画出压力或问题被解决后的体会。

8. 寻找下一步：画完后，治疗师带领团体回到内在去问一问，朝向解决目标的下一步会是怎样的。

案例：丽莎

丽莎，43 岁，有双相障碍的病史。她对自己三个孩子的愤怒，给她造成很大的压力。丽莎的第一幅有关体会的画作，是一个红色的竖立的压缩的物体（图 9.5），她说这是她胃里头的系结物。

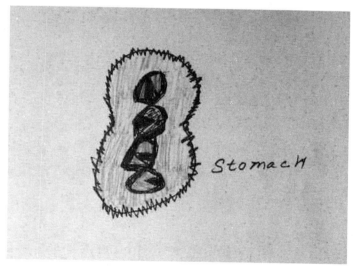

图 9.5　丽莎，体会，愤怒

通过想象自己的问题被解决，丽莎有关体会的画面发生了转变，它蜕变成一朵柔和又强壮的黄色花朵（图 9.6）。她分享说："我感觉我胃部的紧张开始放松，并最终感到平和。练习中关于走向下一步的提醒，是让我和儿子们

谈谈，做家务和家人间互助很重要。我也希望能给他们正面的影响，而不是
再向他们发火了。"

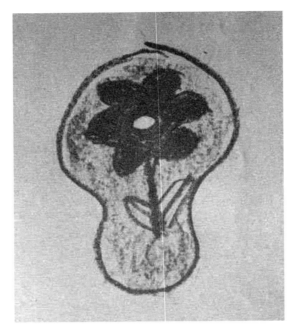

图 9.6　丽莎，体会的转变，平和

很多年后，我回到日间治疗中心，去探望我的个案和工作人员。其中一
个经常有幻听的患者对我说："以前我总是听到其他那些声音，但现在我经常
会听到你的声音，'深呼吸……吸进轻松，呼出压力。'"

和精神病患者工作的要点

1. 开始身体觉知的练习时，让他们保持眼睛睁开。帮助他们安住在当下
   的时刻，与身体有安全的连接。
2. 当你确知他们已经建立起和身体之间的连接，并对处在当下感到安全
   时，再让他们闭上眼睛。

138

3. 聚焦的引导语句需要很明确，且结构化，这样对这个群体会更有帮助。

- 当患者睁着眼睛，引导词可以直接指向体会，比如用"感知内在""觉察"代替"想"或"思考"等。

- 给患者一些时间去体会内在知道答案的部分——而不是立马从头脑里给出答案。

- 参见第七章，通过艺术"腾出空间Ⅲ"的练习。

4. 治疗师的反射：体验式倾听、艺术性的反射、以动作给予镜映。

第十章
监狱中的情绪疗愈和心理自助

Robin Casarjian 是《疗愈之屋：囚犯如何获得内在力量和自由》（*Houses of Healing：A Prisoner's Guide to Inner Power and Freedom*）一书的作者，1995 年，他邀请我在男子监狱中主持一次聚焦取向艺术治疗的工作坊，作为为期 12 周的情绪疗愈系列课程的一部分。而这个系列课程又是由 Robin Casarjian 发起的，名为"一起成长"的全美情绪管理大型项目的第二阶段。

工作坊的团体成员由那些希望学会情绪疗愈技能的男犯人们组成。这些犯人大部分已经服刑很久、没有获得假释权或需要终身服刑。在"一起成长"的第一阶段课程中，他们已经接触了原生家庭和动力、受伤的内在小孩、核心信念、愤怒、犯罪的意识和无意识动机、悔恨和宽恕等议题。在第二阶段课程中，每周会有新的治疗师，提供有关情绪疗愈技能的主题教学。在我之前的一次课程中，团体成员学习了聚焦式态度、倾听、腾出空间、聚焦步骤等聚焦基础知识*。而我的任务是进行深化并将艺术带入聚焦中。

作为课程主讲人，我通过重重检查关卡得以进入监狱，而那些艺术材料更是花了额外的时间，才被允许带进来，而且只能带油画材料和白纸（21.59 厘米 × 27.94 厘米）**，我内心不禁对 Robin 升起敬仰之情，他将深度的情绪疗愈工作带进全美国的监狱中，对于其中的犯人们实在是有很大的帮助。

在成员们进入会议室之前，我布置了一个充满安全感和仪式感的场地，并将一盒油画工具、几张白纸和一页标有"疗愈的艺术和聚焦"题目的讲义，放在他们每个人的椅子上。当他们进来时，每个人都走向我，直视我的眼睛和我握手道，"你好，Rappaport 博士，我是____，欢迎来到'一起成长'团

---

*　聚焦基础知识的工作坊由 Joan Klagsbrun 博士主持，她是来自波士顿的心理学家和聚焦协调员。

**　A4 纸。——译者注

体"。当我们的眼神相遇时，我被他们脸上的庄重和尊严所深深触动——一种希望被看见和去看的渴望。他们传递过来感激之情，并伴随着向新知识开放的态度。当我感受到他们在之前的课程中所完成的转化性的工作时，我很感动。

主题：情绪疗愈和心理自助

工作坊计划：2小时

1. 以艺术的方式进行心理自助和疗愈
2. 熟悉艺术材料
3. 聚焦取向艺术治疗：名字之画；画出滋养你精神的更高力量或源泉

艺术作为工具用于心理自助和疗愈

介绍

工作坊开始时，我讲述了自己的经历——关于我在青少年时期，是如何通过艺术和安静的自我倾听，来处理内在的混乱，以及我如何发现艺术和聚焦的关联。我还问了他们谁喜欢或特别不喜欢艺术，以便了解他们对于艺术工作的接受度。在讲义中我提到"疗愈的艺术和聚焦"的要点：

- 工作的目标是去表达内在的感受，不论它是什么情绪——愤怒、忧伤、希望、绝望、爱、恨、平和、喜悦。
- 我们的工作不是为了创作出美丽的图画，或让作品看起来很特别。最重要的，是通过艺术去表达内在的感受或意象。
- 感觉、想法和反应都可以通过线条、形状、颜色和图形去表达。画面可以很抽象或很具体。
- 接纳；不评判。艺术创作可以带来释放、减压、确认和表达内在的一

142

些东西。艺术是关于交流的。接纳它向你呈现的任何内容。当你创作完并接纳它，内在自我接纳的疗愈便发生了。

熟悉艺术材料

若要通过艺术的方式达到疗愈的目标，首先需要去了解艺术创作的语言。探索线条、形状和色彩作为连接自我表达的途径（参见第四章更具体的练习方法）。熟悉艺术材料的热身练习，要设计得充满探索性、启发性和有趣味性。

我提醒这些男人们，画画是人类很自然的一种表达方式，重要的是我们需要慢慢去熟悉艺术这一交流工具。不要批判和担忧自己画得如何，就像是在玩一样。热身练习展开后，他们逐渐从犹豫到很投入。尝试着如何通过线条、形状和色彩去表达自己的感觉后，男人们开始一对一分享，然后再在大团体里分享自己的体会。他们表示能用艺术的方式去连接内在的体验，令他们很惊喜，这个过程帮他们感到放松和释放。

艺术和聚焦

名字之画

画自己的名字，是探索艺术表达的很安全的方式，简单的写出和画出自己的名字，可以作为整个团体治疗过程的开始部分，而且适合每个人。

练习 10.1　名字之画

做几个深呼吸，深深地吸气到你的身体里。欢迎并接纳此时此刻，你在身体里感受到的任何东西。花一点时间，将你的名字说给你自己听。在内在倾听一下你的名字，并问问自己，"我希望怎样向团体介绍自己？……我很无趣，还是很安静呢？……我对什么感兴趣？什么人和事对我很重要？"耐心地等待，让答案从内在自动地浮现。当你准备好了，问一下自己的内在，"关于我是谁，以及我希望团体了解的我的这个答案，带给我的整体体会是怎样的？"看看是否有一个关于你名字的画面，能恰当地形容你内在的这个体会。也许这个名字的画面，很大或很小、有特定色彩或很有厚度。或者还有其他什么形状、颜色、画面契合于名字带给你的内在体会。在身体里去感觉那个体会。如果现在这个画面没能精确地形容你的体会，那就让它离开，邀请新的画面自然呈现。当你有了很清晰的体会和画面，慢慢地睁开眼睛，把自己的注意力带到此时此地……当你准备好后，用这些艺术材料，去创作出你的名字之画。

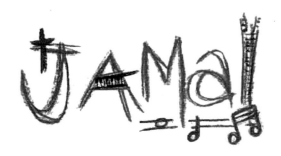

图 10.1　名字之画

聚焦完成后，男人们开始创作名字之画（图 10.1），然后一起分享心得——先是三人一组，再是大团体。他们都很惊讶狱友呈现出来的他们之前所不了解的另一面。这给了彼此更多的理解、连接、欢乐。

画出滋养你精神的更高力量或资源

我受邀来主持这次工作坊，虽然只有一次的机会，但我希望留给他们一些能继续创作，并给予他们滋养和力量的东西。我从 Robin Casarjian 那里了解到，这些男人们大多都有宗教和精神上的信仰。于是我带领他们聚焦于一个"更高的力量"或精神滋养的资源。我让他们闭上眼睛或睁着眼睛进行另一个聚焦的练习。

练习 10.2 **引导式聚焦：精神滋养的更高力量或资源**

　　去觉知一个能带给你精神滋养的更高力量或资源，或者一个安全的地方（针对那些不太熟悉精神这种话语的成员）。将它描述给你自己……看着它……去感觉它在你身体里的感受。看看是否有一个画面特别契合于这种内在的体会。并和自己确认一下，这个画面是否精确，如果不合适，就请它离开，邀请新的词语、句子或画面浮现。当你已经很确定就是它，就请慢慢睁开眼睛，用线条、颜色、图形等形式，将内在体会的画面画出来，可以很抽象也可以很现实。

　　这段聚焦练习之后，男人们立即开始作画，然后在小团体中分享他们的艺术成品。在大团体分享时，他们说艺术帮助他们去表达对精神相关问题的感受——这一话题通常很难描述。其中一个男人画了一颗被黄色光圈围绕的红心，在旁边写上工作坊团体的名字，"一起成长"，并用不同的颜色给字母着色（图 10.2）。

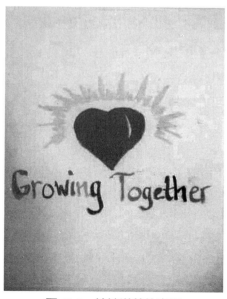

图 10.2　精神滋养的来源

他说这个团体对他很重要，团体本身滋养了他。他通过这幅画向我表达感谢。

工作坊结束几个星期后，我收到从这个团体寄来的感谢信。在此我分享这封信，是希望能向更广阔的世界传递那些失去自由的群体的声音，他们的体验告诉我们，即便丧失自由，但疗愈仍旧可以发生。

亲爱的 Rappaport 博士，

我们是"一起成长"第二阶段团体的成员，希望通过这封信表达我们最深的谢意。你对人类和平的生存状态的持续关注，让我们这些幽禁中的男人们感受到希望。

你那天的到来，以及你教我们用艺术表达感受，真的是很棒的体验。一开始，我以为只会有两个人会画画，其中一个之前就会了。但现在，一共有20个人都非常自信能通过艺术去表达自我。"一起成长"的全体成员，都衷心地感谢你的课程。

我们也想借此机会再次邀请你来这里上课。再次感谢你的专业精神，祝福你和你的家人平安。

谨启
"一起成长"第二阶段全体成员

但愿这封信能助长我们的慈悲心，并鼓励其他人将情绪疗愈的工作更多地带入监狱系统中。

第十一章
转化内在自我批评

在聚焦中，"批评"这个词常被认为是妨碍聚焦过程的一个因素（Cornell，2005；Gendlin，1996；Purton，2004）。批评施加于一个人内在体验的态度和聚焦态度是截然相反的——严厉、评判、消极、挑剔，而非友好、接纳和欢迎。聚焦态度为体会的形成创造安全的内在条件，而批评则会生成有害的内在环境。批评可能会削弱一个聚焦者对所获体会的"把手"的信任，比如，批评会说："那算个什么画面？"或者，批评可能会损害到聚焦的进程，它于聚焦者内在回响着一些话，"这可真够蠢的！"或"你这个不对！"批评也可能会对艺术性表达制造消极的声音，类似于说"你不懂画画的！"或"真难看！画画是小孩玩的。"

简德林曾经将内在批评和弗洛伊德的超我概念做过比较（1999）：

> 批评是一个内在的声音，它会评论和阻碍一个人充满希望的改变（p.247）……这个声音不具有理解力，也无同情心（p.248）……超我不仅仅是一个声音——它是有态度的。批评经常是负面的、愤怒的、敌意的、攻击性的、刻薄的、琐碎的；它很享受压迫一个人。（p.255）

通常批评是自我很深藏不露的一个面向，它的出现总是难以被注意到。来访者一般所感觉到的都是批评的结果——羞愧、抑郁、低自尊和糟糕的自我意象、焦虑或恐惧——却没有意识到这是隐藏的批评所造成的。要驯服批评的话，很重要的是第一时间就要觉察到它的存在，然后找到方法管理它。经过一段时间后，批评会变得更安静，而聚焦态度则越来越强大，最终形成一个更和善、更温柔的内在关系。我记得曾经在一个研讨会上听到简德林讨论批评——这帮助我更有效地处理我自己的内在批评。他说："当你意识到批评的声音时，只要说……你又来了。等到你有新的东西要说时再回来吧！"他的这句话击中了我。是的，批评的声音再也没有任何新东西要说了。简德林强调要使批评让路，可以采用以下的方法，开除它、挥手示意它走开、邀请它在等候室里坐着或其他类似的办法（1996）。Ann Weiser Cornell（1990，2005）则对批评采取不同的策略。她邀请聚焦者对批评说"你好"，和它建立关系，并听见它的意图、恐惧和忧虑。我找到了各种各样的方法，在专栏11.1 中进行概述，我觉得要想有效地管理批评，取决于个体特性，还有批评的攻击特征。

专栏 11.1　驯服内在批评的策略

觉察

　　正念：觉察内在批评的存在，识别它的声音、音调、句子。

　　对它说"你好"：让它知道你知道它在那里。

距离

　　创造距离：找到一个方法和批评分开，比如邀请它在隔壁房间等你。通过艺术形式为它创造一个特别的空间。告诉它等它有新内容要说的时候再回来。以艺术或不通过艺术的形式，将批评放入"腾出空间"的练习。

聚焦于批评

　　对它保持友好：花一点时间去坐到批评的身边；陪伴它。

　　聚焦：获得有关批评的体会；看看是否有一个关于它的把手 / 象征。创作一个画面去将批评的体会象征化。

　　叩问批评：它想要告诉你什么？它害怕什么？它需要获得什么样的安慰？

　　接收：倾听它想要说的。

聚焦于被批评的部分

　　对它保持友好：花一点时间坐在被批评部分的旁边；陪伴它。

聚焦：获得被批评部分的体会；看看是否有一个把手 / 象征很契合于去描绘它。创作一个画面将被批评部分的体会象征化。

叩问：它有什么很需要说的？它的需求是什么？

接收：倾听它想要说的内容。

解决办法

一个更健康的结果需要什么？

通往正确方向的一小步是怎样的？

转变和批评的关系

聚焦取向艺术治疗提供了策略，帮助人们转变和内在批评的关系。聚焦将友好的态度带向批评，同时准备了具体的步骤，去倾听有关批评的体会。表达性艺术则通过视觉化的画面，将内在批评进行外化，这样能增强个体的能力，即和批评保持一个健康的距离，从而对之进行观察。接下去的这个有关批评的主题导向的治疗团体，是我和心理学家、资深的聚焦老师 Joan Klagsbrun 合作指导的。

目标

1. 对内在批评和被批评的部分保持正念的态度。
2. 让自我的观察者部分去观察内在批评。
3. 将聚焦态度中的友好带向批评和被批评部分。
4. 获得有关批评和被批评部分的体会和把手 / 象征。
5. 倾听批评和被批评部分。
6. 想象、艺术性表达、搭建批评和被批评部分之间崭新的关系。

团体治疗计划

引导式聚焦：批评和被批评部分的关系（练习 11.1）。

艺术：创作出有关这个关系的体会的画面，以及你希望它是怎样的。

艺术材料：绘画材料（油画笔、粉笔、记号笔）；黏土、橡皮泥、毛毡、线、纸张等。

对话：来访者开始去问批评或被批评部分一个问题，然后倾听艺术作品，允许体会给予回答。问题和答案可以写下来，也可以大声说出来。

对批评部分有帮助的问题：你这么会批评，你的意图是什么呢？你害怕什么？你想告诉我什么？

对被批评部分有帮助的问题：被批评时你的感觉是怎样的？你有什么想要说的？你需要什么？

以下的两个案例，都来自聚焦和表达性艺术治疗课程的学生。讨论完批评是自我的一个部分之后，我引导学生们进行聚焦练习（练习 11.1）"批评和被批评部分的关系"。

练习 11.1 批评和被批评部分的关系

让你的身体找到一个舒适的坐姿。深深地吸几口气进入你的身体，当你的呼吸进出你的身体之时，保持关注。感觉你坐着的椅子对你的支持，还有地面对你双脚的支撑，你就在这里……你可以闭上眼睛，也可以睁开——选择让你舒服的方式……（暂停片刻）。现在，我们对自己内在的一个部分保持觉察，这个部分会自我挑剔、武断、消极或自我挫败。注意要和这个部分保持一点距离……想象你正坐在一家电影院的椅子上，从一定的距离之外，看着银幕中的这个部分。觉察一下，当你观看这个批评的部分时，你身体的感觉是怎样的……看看是否有一个画面，就像一个"把手"般契合于去描绘这种感觉……检查一下这个画面的准确度……现在对被批评或被攻击的部分保持觉察。这个部分的体会是怎样的？看看是否有画面可以恰当地描绘这个体会……检查一下这个画面是否精确……这两部分之间的关系又是怎样的？再看看有没有画面，可描绘出这个关系给你的体会……同样，也检查一下这个画面的准确度……做几个深呼吸……现在想象一下你希望这个关系是怎样的（暂停片刻）。拥有这种新关系，你身体的感觉又是怎样的。看看是否有画面能恰当地描绘这种体会。慢慢来……如果你觉得已经有了一个精确的画面，那就慢慢地去意识到自己正在这个房间里，温柔地睁开你的眼睛。

　　表达性艺术：创作两幅画——一个是有关批评和被批评部分之间关系的体会，另一个是你希望这个关系是怎样的体会。

个案：安琪

　　安琪，26 岁，是我聚焦和表达性艺术治疗课程的学生。在她的第一幅画中（图 11.1），有一个人蜷缩在桌子底下，蓝色和黑色的雨点从不祥的云层中坠落。安琪分享说："批评部分降落下所有评断性的、毫无同理心的评论，被批评部分努力地藏在桌子底下。"

　　第二幅画（图 11.2）描绘了安琪希望这个关系是怎样的，人形站在桌子上，抱着一个更小的人形。太阳的光芒更耀眼了，而雨停了。

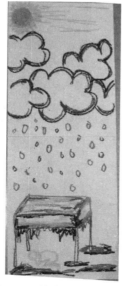 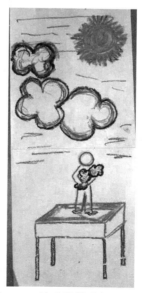

图 11.1　**体会，批评的攻击**　　图 11.2　**体会的转变，新关系**

对话

批评对被批评部分说

批　评：你有什么想说的吗？

被批评：在你经常性的愤怒下，我感到孤单和不受保护。我感到脆弱，
　　　　无法忍受这种持续的虐待。

批　评：你需要我，这样你才能成功！

被批评：我感觉你仅仅在提醒我的失败、我所有的缺点。这样无法帮助
　　　　我真的成功。这能有什么帮助呢？你到底在害怕什么？

批　评：我是你的提醒者，我需要照顾所有的问题。我害怕某一天你不
　　　　再听我的……然后你将会失败……所以我才大声地对你说话。

被批评：我感觉你把我的声音都拿走了。你的意图是什么？

批　评：帮助你知道你自己的力量。我不想你放弃——这就是为什么我
　　　　的声音要这么响！

被批评：好吧——我知道你的意图了，这很棒，但是我们需要以不同的
　　　　方式在一起工作了。

安琪分享说，她原先不知道它们双方承受的痛苦，以及它们多么希望被
对方听到。她感觉能更容易地认出批评的部分了，她将会以更强力的声音告
诉批评的部分，请它以一种尊重的态度表达它的关切——允许它们以团队合
作的方式，朝着相同目标一起工作。这种新的内在关系，在她的第二幅画中
反映出来，在该画中，两个人形站在桌子上互相拥抱，而天上的太阳照耀着
它们。

个案：珍妮特

珍妮特是位 32 岁的学生，她分享说，每当她能让互相关联的两部分都发
出声音——批评和被批评，她便能发现内在批评的好的意图。

珍妮特描述批评的体会就像"……在我胸部的很肿胀的重物，"而被批评

部分是"……我喉咙里哽咽的感觉。关于批评的把手 / 象征是大海海面的波浪，还像谷仓前空地上被拴住的奶牛，它的乳房里很不舒服地充满了牛奶。"

当聚焦于批评和被批评部分的崭新关系时，珍妮特接收到一个画面，有关于体会的把手——一个能移动的剧场作品，"批评秀"。她用红色的手工纸做出一个三维的舞台，并用绉丝质地的纸张做了黄色的悬挂下来的帘子，她在舞台里放了一个蓝色陶土做的人形，身上缠绕着金黄色闪亮的饰品（图 11.3）。

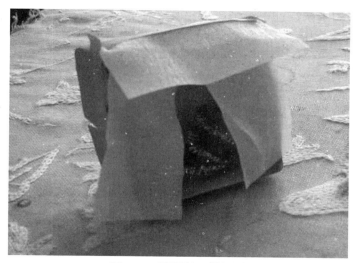

图 11.3　珍妮特，批评秀

通过倾听两部分之间的对话，珍妮特获得了进一步的洞见。

对话

被批评：你总是这么爱批评，是为了什么？

批　评：你运作得太快了，我需要把你拉回来一些。如果我们不能和别人沟通，人们就不会跟随你，你的想法就会被拒绝。

被批评：你害怕什么？

批　评：打扰别人。我们曾经被谴责太自私，考虑问题不周全。

被批评：你想告诉我的是什么呢？

批　评：不要太冲动，这样你会后悔的。

与被批评部分的对话：

批　评：你有什么想说的吗？

被批评：我感觉自己很满，似乎快爆炸了——就像奶牛的乳房，很需要
　　　　被挤出奶来。窒息的感觉。

批　评：被批评时是什么感觉呢？

被批评：失望。就好像我是个失败者。很愤怒！

批　评：你需要什么？

被批评：愤怒。冲动。动起来。自信。

批　评：在正确的方向上，好的一小步是怎样的？

被批评：去了知批评不是唯一的部分——有伤害的部分。是两片嘴唇在
　　　　说话。

　　通过聚焦、对话和艺术，珍妮特发现当她给予批评新的尊重的视角，确
实能感觉到批评带给她的照顾和保护。同时，对被批评的部分也产生了深刻
的同情。舞台的画面帮助这两个部分都表达出它们各自的声音（两片嘴唇）。
在一场表演当中，观众和表演者都是有价值的，因为缺少任何一方，另一方
就失去了存在的意义。珍妮特尊重批评的声音，给它机会去表达，同时她也
允许自己越过批评的观点。她也惊讶地发现，被批评部分有这么多的愤怒。
通过艺术，珍妮特为愤怒提供了一个健康的出口："如果表演很糟糕，我会朝
它扔烂蔬菜，然后叫它滚！"她很高兴对这两个部分的关系有了全新的理解
和视角。她分享说：

　　　　这带给我很舒服的感觉，就是关于我对下一次"批评秀"表演
　　会是怎样的态度，批评部分感到毫无把握——拒绝买票、退场、扔

烂蔬菜，等等，都有可能发生……而对于所有的表演秀，我可以接受它的信息，或仅仅把它当成娱乐而已。

变化：这个练习也可以不通过对话来完成。以下几个问题，可以被添加到聚焦引导部分中，而答案则被整合进艺术工作中，搭建起批评和被批评部分之间的沟通桥梁，并表达体会："新关系将会是怎样的？""获得它需要什么呢？""在正确方向上的一小步会是怎样的？"

提示：和批评一起工作

1. 批评是一个内在化的声音，它说的不见得就是真相。

2. 寻找到方法，和批评有所分离：让它暂停一下，到另一个房间等一会儿——利用任何方法，去创造这个适当的距离。

3. 去了解批评。对它保持友好的态度。问问它："你的意图是什么？""你害怕什么？""你想告诉我什么？"

4. 让批评知道，对于它担忧或关切的问题，你会尽力去找出更具慈悲心的解决办法。

第十二章
跨文化交流中的聚焦取向艺术治疗

本章我要着重谈的是，我在 2005 年于多伦多聚焦国际大会上带领的一个聚焦取向艺术治疗工作坊。工作坊一开始，我便很惊讶地发现，参加的成员中，日本聚焦者比北美的人数更多些。一个温暖的欢迎仪式后，通过进入聚焦的练习，帮助每个人回归她们的身体，到达更大的临在，倾听自己内在的声音，以及她们对工作坊的愿望和期待。当我引导团体时，我听见一个很美的、柔和的、音乐般的声音，在将我的话翻译成日语。Mako，一位来自日本的聚焦协调员，在为七位日本聚焦者做翻译。

当团体中的每位女性分享她们的名字和愿望时，我注意到从英语到日语，又从日语到英语的翻译过程，将时间的维度感延伸了。团体创造出了一种深刻的倾听和接纳的氛围，很自然地反映出了聚焦态度的品质——"友好的"和"保持陪伴"。我也觉察到团体的不同需求——足够慢时能让日本女性理解我所说的，足够快时则满足北美人的需求，她们想能更深入于内容。于是，我放弃了原先准备好的有关艺术治疗的长篇大论，讲了更多它的精髓部分，将重点转向艺术和聚焦的直接体验。

了解艺术材料的热身准备

若想将艺术治疗融合于聚焦，很重要的第一步是让参加者熟悉各式各样的艺术材料，并对线条、形状、色彩和图像等艺术表达的特性，产生个体的体验感受（请参见第四章的"探索线条、形状和色彩"练习）。

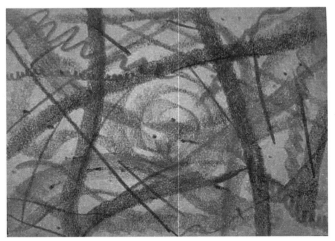

图 12.1　艺术热身 #1，体会

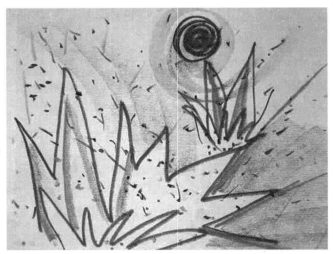

图 12.2　艺术热身 #2，体会

　　热身活动后，一个团体成员描述了她的体验（图 12.1）："我的体会，它自己选择了想要的材料和色彩。我理解到，我能够通过选择艺术材料去表达我的体会，这种感觉太好了。最后让我非常有满足感。"另一个参加者（图12.2）说，"以前我在做艺术创作时，总是过于自我清醒，而热身练习帮助我从束缚中解放出来。我真的很感激这个练习，它让我获得很多种方法去表达我的体会。"

互动式绘画

我向团体介绍了艺术治疗中的"互动式绘画"，在这一练习中，参加者两人一组，通过绘画进行交流（参见第四章）。我刚介绍完，一个日本聚焦者很兴奋地问道，"你是指我们不需要使用语言吗？"我回应说，"是的，不用交谈。只要在一张纸上，用线条、形状、色彩或图像进行互动。"一个参加者说，"我希望和非日本籍的人一起工作。"其他人也响应这个诉求，于是大家组成了不同文化的两两配对。当团体成员们专注于她们的互动式绘画练习时（图12.3），我感觉到一种安静的、深沉的连接在慢慢延展。平常我都会让大家在完成互动式绘画练习后，立即谈谈她们的体验。然而，这一次我希望团体能了解到，聚焦如何能结合于艺术去表达她们的体会，也想让她们看到，体会的转变又是怎样在可视化的艺术中呈现的。

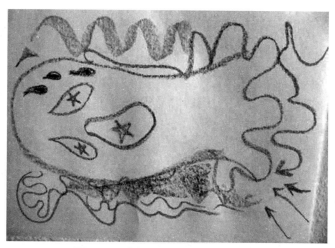

图 12.3　安娜和宝冢的互动式绘画

聚焦：在艺术中表达体会和体会的转变

"互动式绘画"之后，我带领团体进行引导式的进入聚焦的练习："通过几个深深的呼吸，将专注力带入你的身体，注意一下当你友好地对待你所发现的任何东西时，你的内在感受是怎样的。看看是否有一个画面（或词语、句子、姿势或声音），像"把手"一样很契合于描绘这种内在体会。"然后，我鼓励团体的成员们用艺术创作的方式，去创造她们的体会［把手／象征］。画完后，我再次引导成员们回到身体的内在，去聚焦和关注绘画之后的体会变化。我请她们检查一下，此时的体会是否一样或有所变化（体会的转变）。两次的绘画都完成后，互动式绘画的搭档们被邀请相互交流她们的体验。

瞬间，语言的挑战又重现了，有些搭档寻求翻译的帮助，其他人则努力去说话，力图做到彼此理解。每对搭档都分享了她们各自的创作，并很兴奋地表达了这个练习带来的乐趣——还有在非言语的艺术沟通中，更容易感受到共情的理解和连接。

案例：安娜和宝冢

安娜（北美）和宝冢（日本）的"互动式绘画"（图 12.3），显示出了艺术是如何搭建跨文化的桥梁，而聚焦步骤又是如何被整合进艺术和团体过程的。安娜是这样描述互动式绘画的："我们其中一个人开始画出一条红线，另一个人紧随着画出蓝线。一开始我们都感到犹豫不决，然后一切自然地流动起来；后半段我们便紧密合作了。"宝冢补充说，"她很靠近我画的线条，但她没有侵入我的界线。我画了更多的线条后，感觉到更自由，并享受于其中。当我在画纸中央画出黄色的大怪物后，我们的交流变得越来越有趣。"

"互动式绘画"之后，聚焦练习帮助她们获得体会，安娜的把手／象征是以声音的形式呈现的——愉快和满足的。宝冢的体会把手／象征则呈现为一个画面——一朵被黄色星星围绕的红色郁金香（图 12.4）。

她分享说，"郁金香和星星象征着这个体验的乐趣和好玩。星星的尾巴

160

表达了乐趣和好玩之体会的到来。"绘画之后,她检查了自己的体会,并分享
道,"有些东西盖住了郁金香和星星的光芒……所以我在原画上涂上了柔和的
灰色(图 12.5)。我不知道这层东西是什么,我只知道它抑制了好玩、有趣、
愉快的感觉。"

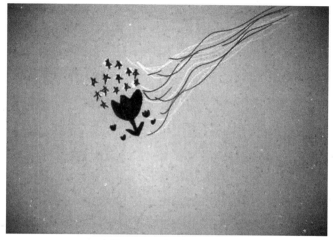

图 12.4　宝冢的体会

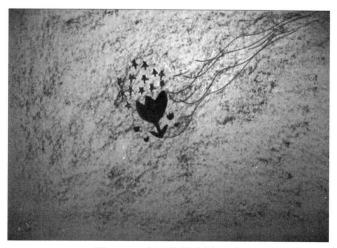

图 12.5　宝冢的体会的转变

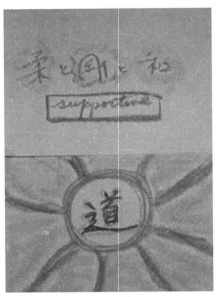

图 12.6　文化交流

　　在团体的分享中，我问宝冢是否愿意回到那种体会中去，保持对它的陪伴［聚焦态度］，并问它一个问题。她说"可以的"。我温柔地引导她友好地对待那个体会，请她倾听一下内在的这个体会，并问问它，"这层盖住的东西是什么？"［叩问］。过了一会儿，她回答，"是我的孤单……我充分地享受了那种连接，而现在我又与它分离了"（开始哭泣）［接收］。我说，"你能问问这个孤单，它想要什么吗？"［叩问和接收交替进行］。宝冢倾听内在并分享说，"它希望我把画给安娜。然后她可以把画带回家，这个连接将会继续下去。"当宝冢把画交给安娜时，整个房间都充满了温暖。

　　团体成员们被艺术的力量所感动，艺术能立即培育出超越语言和异国文化的共情性连接，将体会象征化并展现出它的智慧。工作坊结束后，我邀请参加者们分享她们对整合聚焦和艺术两种方法的体验。一个团体成员写道："我祈愿通过聚焦和艺术的整合之力，世界能获得和平。"希望这本书在迈向这个目标的道路上，能起到促进和鼓舞的作用。

提示

- 艺术是超越言语的全球性语言。

- 体会超越了文化。

- 关于治疗中的分享、感觉和态度，需要我们保持对文化差异的敏感。

特殊领域的临床应用

第十三章
健康和疗愈

经由倾听身体，并以艺术形式将身体智慧视觉化，聚焦取向艺术治疗提供给人们通向健康的疗愈图景。聚焦和艺术治疗，都分别对促进人们健康和处理身体疾病方面做出探索。研究表明，聚焦方法中的第一步骤"腾出空间"，通过减压、放松、引导生命向前流动等内容，有效地提高了人们的健康与快乐（Grindler Katonah，1999；Klagsbrun et al.，2005）。和癌症患者工作的研究也表明，聚焦在促进病患获得正向行为改变的同时，对减轻抑郁、改善身体不适感、提高抗压力等方面，同样有成效（Grindler Katonah and Flaxman，2003）。艺术疗法在医疗领域继续拓展其独特性，美国健康研究院的非主流医学办公室已申明艺术治疗可作为心因性疾病治疗的有效干预手段（Malchiodi，1999）。

聚焦取向艺术治疗给予来访者机会，和他们的身体建立正向的连接，探索它所蕴藏的资源，而非仅仅将身体体验为疾病或疼痛的来源。聚焦的态度帮助来访者友好地对待他们的疾病，以替代憎恨之情。聚焦的"腾出空间"这一步骤，让来访者和身体中的紧张性应激源保持适当的距离，并通向身体内"一切安好之地"，或和疾病的痛苦有所分离。"一切安好之地"提升身体中健康的感觉，增强生命活力的能量。接下去的聚焦步骤（比如：选择某个问题去工作、获得体会、将体会象征化、叩问和接收等）帮助来访者与身体的疾病建立连接，进而倾听疾病所蕴含的生理、情感、精神层面的需求，疾病的意义才能得以阐明，身体的智慧方可获得显露。

艺术治疗提供给我们机会，具象化、看见身体的体会并和这些体会工作。通过色彩、形状和画面等艺术形式，对疾病的体会进行可视化的表达，能激励生命力增强这一感受的生成。需要强调的是，积极的可视化和艺术制作的方法，不等同于可以"治疗"疾病。在可视化练习的早期阶段，很多患者都会相信，只要他们想象正确的画面并经常练习，就能够治愈好他们的疾病。很多患者保持着这样的念头，他们中的一些人确实病症减轻，但其他人病得更重，还有一些人病死了。太多的病患因而感到内疚——认为自己练习得不够或没有想象出正确的画面。我觉得很重要的是，我们需要明白，从画面、可视化练习和艺术制作中获益，会以很多种方式发生，不能仅仅以疾病是否被治愈来衡量。比如，当我们对疾病所带来的否定、愤怒、悲伤和丧失等情绪进行工作，变得更加接纳疾病本身、于内在开拓出更广泛的平和感、学会自我照顾的各种方法，那么真正的疗愈便发生了。

接下去我将呈现一个将聚焦取向艺术治疗用于癌症病患支持团体的工作报告。和那些有着躯体疼痛问题的患者工作，经常会遭遇独一无二的挑战，因为当他们想要去聚焦时，都会聚焦到疼痛上。本章末尾的提示部分，会阐明与疼痛病患工作的一些要点。

癌症病患支持团体

当我走进健康社区，瞬间便被癌症幸存者们"超越生命"的照片所震撼——她们闪亮的双眼和光芒四射的脸庞。而当我进入社区的房间，充满希望的氛围更是触手可及。

这个主题导向的聚焦艺术治疗团体，将带领病患们学习身心一体的自助方法，以获得减压、情绪疗愈、个体—社会连接的目标。团体治疗持续了四周，每次会面一个半小时。以下是团体中一位患直肠癌的 64 岁女性成员辛迪的案例报告。

团体治疗计划

第 1 周　团体介绍和"腾出空间"的练习（聚焦的第一步骤）。

第 2 周　力量的源泉。

第 3 周　聚焦步骤之一：与一个问题工作。

第4周　我想携带什么继续前行。

艺术材料

各种绘画材料：无毒的油画颜料、细的和粗的彩色记号笔、彩色铅笔、钢笔、胶水棒、剪刀。

笔记本：在第一次治疗时，我会分发给每位女性成员一本空白笔记本，用来捕捉和记录她们从艺术创作中所感受到的体会，以及任何有重要意义的语句。每周的团体治疗中都会用到这个笔记本，甚至团体结束后它仍旧是一个治疗延续的存在。

CD播放机：在聚焦引导阶段和艺术创作／记录个人体会的时间，会播放各种轻柔舒缓的音乐。

第1周　团体介绍和"腾出空间"的练习

目标：让成员们自我介绍、互相认识，增加安全感；澄清团体的计划和目标；教授"腾出空间"的方法，聚焦的第一步骤，作为减压的技术。

介绍：成员向团体介绍自己、一对一彼此介绍。

腾出空间：在聚焦的第一步骤中，成员们将困扰自己的问题先放置于一旁，去感觉内在"一切安好"的体会。然后看看是否有一个象征或把手，正好契合于描绘这个内在的体会（参见第二章和第七章）。

艺术和笔记本：经过有引导的"腾出空间"练习之后，请成员们在笔记本中绘画或写作，将这个"一切安好"的象征或把手表达出来。她们也可以将在聚焦过程中浮现的任何内容自由写作出来。

分享：小组和大团体

总结：简短的聚焦练习，引导成员们聚焦于她们所收获的心得，以及她们愿意继续携带着进入那一周日常生活的问题。

第 2 周　力量的源泉

目标：帮助成员们确认内在所体验到的力量的源泉，以支持她们因癌症而要经受的躯体、情感和精神的所有挑战。

本周的团体治疗计划：

进入聚焦：引导成员们开始聚焦，帮助她们变得临在、觉察、与自己的身体体会连接；简短的"腾出空间"练习（参见第二章和第七章）。

团体分享：每个成员简短地分享，她们在进入聚焦的练习中一些对她们来说很重要的体会。

练习 13.1　力量的源泉

请做几个深深的呼吸，慢慢地进入你的身体……吸进……呼出……去觉知一下，你身体的哪个部位接触到椅子，还有你碰触地面的双脚。感觉你的身体是如何被支持的。无论你的脑子中出现什么样的念头，觉知到它，并像天空中的云朵一样，让它自然地经过。

现在，我邀请你想一下，那些在你的生命中，曾带给你力量的东西。它可能是一个人，也可以是来自大自然的什么，还可以是精神性的存在，或其他任何你能想到的。

将这个力量的源泉介绍给你自己……现在专注于你的身体，感知一下当你聚焦于这个力量源泉时，你内在的体会是怎样的（暂停片刻）。看看是否有个画面像个"把手"一样，恰好能描绘出你内在的体会（暂停片刻）。和你的身体核对一下，这个画面是否准确地契合于内在的体会。如果不够准确，让它离开并邀请新的画面（或者词语、句子、姿势、声音）呈现（暂停片刻）。当你准备好了，让注意力回到这个房间，伸展一下你的身体，慢慢地睁开眼睛。然后，用这些艺术材料，去创作出有关力量源泉的图像。

艺术和笔记本：经过引导性的聚焦练习之后，请团体成员们画出和（或）写出她们在聚焦过程中重要的体会。

分享：小组和大团体。

总结：简短的聚焦练习，引导成员们聚焦于她们所收获的心得，以及她们愿意继续携带着进入那一周日常生活的问题。

第3周　聚焦步骤之一：与一个问题工作。

目标：教团体成员们一个完整的聚焦过程，重点帮助她们学会如何与一个问题工作。

开始聚焦：参见第2周的相应内容。

团体分享：参见第2周的相应内容。

聚焦步骤：介绍和解释简德林的聚焦六步骤的方法。

1. 腾出空间。

2. 选择一个问题和获得体会。

3. 象征/把手（词语、句子、画面、姿势或声音）。

4. 交互感应——确认把手/象征的精确性。

5. 叩问——询问体会一些问题。

6. 接收——体会所给予的答案。

艺术和笔记本：参见第2周相应的内容。

分享：参见第2周相应的内容。

总结：参见第2周相应的内容。

第4周　我从团体中获得了什么/我想携带什么继续前行。

目标：巩固所学的内容；团体治疗结束后，如何运用聚焦取向艺术治疗作为自助的练习方法；感谢所有成员们；创造一个健康的结束氛围。

开始聚焦：参见第2周的相应内容。

团体分享：参见第2周的相应内容。

练习 13.2　我想携带什么前行

请做几个深呼吸进入你的身体。感受到椅子、土地和天空的支持。吸进……呼出……无论你现在感觉如何，友好地对待你自己……花片刻的时间觉察一下你的内在，问自己，"此时此刻，我感觉如何？"看看是否有一个词、句子、画面、姿势或声音，恰好如一个把手般能形容你内在的体会。和自己的体会确认一下，它是否精确。

现在让我们回到之前的时间，回想你在团体中曾经有过的体验……回忆一下你决定来参加这个团体的那一刻……去觉知一下是什么将你带到这里……你期待在这里寻找到什么。

现在你已经回想起你的一些体验……学习"腾出空间"的练习、聚焦于力量的源泉、学习和一个问题工作的聚焦步骤……回忆你和伙伴们分享体验的时刻。哪个部分的回忆对你来说最重要？在你的身体中去感知它所带来的体会……问问自己的内在，"团体治疗结束后，我希望携带着什么回到我的生活，与我一同前行？"只要去听……等待（暂停片刻）。你准备携带着的内容，在你的身体中所产生的整体的体会是怎样的？看看这个体会是否有个画面（或词语、姿势、声音）来恰当地描绘……与你的身体核对一下这个象征是否精确。如果不是很准确，就请它离开，邀请新的画面（或词语、句子、姿势、声音）的到来（暂停片刻）。当你准备好，将你的注意力带回到这个房间，伸展一下你的身体，慢慢地睁开你的眼睛……请用这些艺术材料，去创作出你希望带到从团体带到今后生活的画面。

艺术和笔记本：参见第 2 周的相应内容。

分享：参见第 2 周的相应内容。

感谢：大家的笔记本在团体中传递，每个人都写下对笔记本持有者的感谢词。

总结：简短的引导性聚焦练习，觉知最后一次团体活动所带来的体验，找到一个象征/把手（词语、句子、画面、姿势或声音）去描绘这个内在的体会。

案例：辛迪

第一次团体治疗

　　辛迪是位 64 岁的女性，被诊断为直肠癌。她充满活力、非常聪明，很喜欢自己教师的职业。在团体治疗的个人介绍中，她分享说她大部分都承受着身体上持续的慢性疼痛，很想知道是否有何治疗技术能帮助她减轻疼痛。做了"腾出空间"的练习之后，辛迪在一对一以及团体分享中说道：

辛　　迪：（举起她的笔记本，指着她画的图案，图 13.1）这是一张很舒服的、具有疗愈作用的毛毯，然后在画的顶部有一些光。这幅画传递给我秩序感，混乱的感受消失了，我获得了平静。我把"必须做"的任务清单放在一边，经过了短暂的我称之为"全然放松"的体验之后，身体的疼痛平息了一会儿，这种感觉真的很棒。

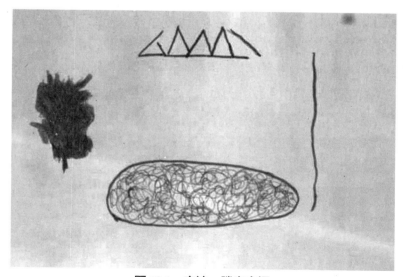

图 13.1　辛迪，腾出空间

　　辛迪体验到从疼痛中解脱的感受。她在笔记本中添加了如下一段话："平和、宁静、漂浮的感觉——摆脱疼痛——忘却时间、万物、声音；真的太棒了。"Malchiodi（1999）曾描述过这种把艺术表达作为转化和超越的途径和从疼痛中解脱的方法。辛迪通过"腾出空间"的聚焦练习，得以短暂地超越疼痛。而视觉化的艺术记录了这个体验，将之作为痛苦解除的提醒。

第二次团体治疗

在本次团体的开始阶段，辛迪表示她很高兴自己离开工作环境，来到这个健康社区并参加了聚焦团体。关于引导式聚焦练习"力量的源泉"，辛迪向她的一对一搭档以及团体做分享。她举起自己的笔记本，团体成员们看见一个小小的绿色的圆形，它周围的射线形成一个更大的绿色图形，这个大图形由一根细魔术笔所着色。射线旁写着这几个字，"创造力、快乐和能量"（图13.2）。辛迪介绍这幅画和体验时说道：

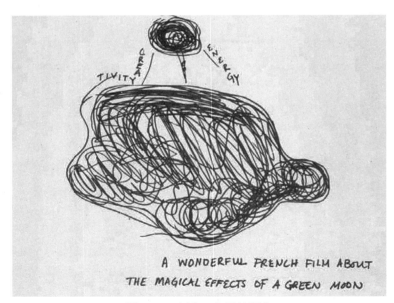

图13.2 辛迪，力量的源泉

我记得一部法国电影，内容是关于一个绿色月亮的神奇效应。

174

我想不起来电影的细节了，但我对这个绿色月亮的神奇功能和不可思议的美丽印象深刻。我感觉到了绿色月亮的力量和魔力，并纳入了它的创造力、快乐和能量。这个体验太非凡了，因为我能够感觉到绿色月亮的神奇力量涌入我的身体。

再一次，辛迪体验到了从慢性疼痛中超脱出来的自由，且保持了一段时间。

为了支持团体成员们能将聚焦和艺术练习融入她们的日常生活，我提供给她们每人一盘CD*，录音内容包括"腾出空间"的聚焦练习。辛迪很感谢我的这一行动，但表示她没有 CD 播放机。我们大伙一起商量出在团体之外做练习的种种办法，比如通过看自己的笔记记录回忆练习过程，或者是找一位练习搭档。

第三次团体治疗

在团体开始阶段，辛迪分享说，她去了一个跳蚤市场并发现了一台 CD 播放机。她非常高兴并买了下来，然后问我是否还有上周的那张聚焦练习的CD，她很想要那张 CD。而我确实也带来了，因为我猜想这个聚焦练习带给她那么多的释放，也许她会想出办法去拥有它。第三次团体治疗目标是教给她们完整的聚焦步骤，包括腾出空间和选择一个问题去工作。

在本次治疗中，辛迪选择在笔记本中写下聚焦过程，而非画出可视化的画面。对治疗师来说，很重要的一点是不要去评论有关体会的象征是否以画面或词语（或姿势或声音）呈现。聚焦取向艺术治疗信任身体的语言。这次治疗中，辛迪的体会通过语言表达：

1. 腾出空间：我坐在我的任务清单和所有的躯体疼痛旁边。
2. 选择问题去工作：我身体中的疼痛和不舒服。
3. 体会：遍布全身的疼痛。

---

* 光盘（Compact Disc）。——译者注

4. 交互感应：几乎所有的时间里，我都感觉很疼，而我不想和疼痛待太长的时间。

5. 叩问（体会一些问题）：想象如果问题被解决了，会是怎样的体会，它在你身体中的感觉是怎样的。

6. 接收（在叩问和接收之间有个交互沟通的过程）：我的身与心达成了一致——之前它们都忘了彼此。这种体会让人感觉充满了能量。

- 前方的路是什么？继续不舒服和恐惧。

- 需要什么？在床上或舒适的椅子上休息更多的时间。

- 在正确的方向上，好的一小步是怎样的？休息期间点缀一些活动。我会允许自己躺在床上或舒服的椅子中休息。

辛迪能够和身体中的慢性疼痛及不舒服工作了。

聚焦让我们觉知身体内部，同时又有个内部观察者见证体验的发生。之前的几次治疗中，辛迪通过"腾出空间"练习，学习将疼痛放置一旁，并和力量之源建立连接，这帮助她能和疼痛保持适当的距离、获得一定的自由。因为这一适当的距离，辛迪可以看着疼痛，而非被它所淹没。当她友好地对待疼痛，她也便能倾听疼痛想要表达什么。体会让她明白她需要增加在床上和椅子上的休息时间。聚焦过程包含这个具体改变的步骤，而这个改变的声音便来自她身体的体会。关于向前一小步需要什么这个问题，身体的体会回应说，"休息中点缀一些活动。"当这个答案从她内部升起，它同时也伴随着内在的理解。身体里准确的体会让辛迪允许自己去更多地休息。这个内在的允许使她从过去的生活方式获得彻底的改变，曾经的她总感到有压力，需要去完成所有的任务清单，做一个积极的、有成效、有行动力的社会人。

第四次团体治疗

最后一次治疗的主题是，"我从团体中获得什么 / 我想携带着什么"。辛迪在她的笔记本中做了一幅画（图 13.3）并分享：

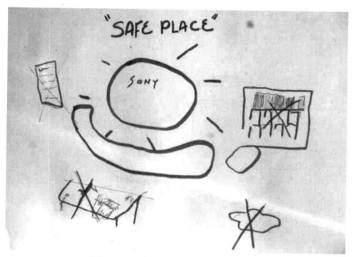

图 13.3　**辛迪，我想携带着什么**

　　这就是我想带走的。我画了我的任务清单、要读的书、我的工作台和索尼的 CD 播放机。我删去了任务清单、要读的书单和工作台，以此清扫了我的空间。我画了休息的椅子，还有 CD 播放机。这就是我的"安全之地"，是我要携带着的。

　　我很感动地在辛迪的艺术作品中，看到这四周治疗工作的整合：第一次治疗的"腾出空间"（被她在画中删除物品所证实）；第三次治疗中带来更多放松的舒适的椅子；第一次治疗中帮助她缓解疼痛、带给她"安全之地"体验的索尼播放机；还有第二次治疗中绿色月亮发出的神奇能量。

　　聚焦让辛迪在慢性疼痛中找到她身体里正向的体验。艺术治疗帮着深化体验，并像是一个活生生的记忆，提醒她那些如何从疼痛中解放的时刻。另一个我采访的团体成员总结了聚焦艺术治疗的力量："艺术还具有的强大力量在于——假如画出来、看见它——你就可以把聚焦中的感觉重新带回来——然后一直携带着它。"

疼痛管理的健康策略

躯体疼痛会妨碍一个人发挥他／她的最佳功能，损害情感稳定性、专注力、情绪，甚至导致对生命意义的疑问（为什么是我？）。虽然聚焦艺术治疗没有声称可以治愈疼痛，但它提供了健康策略，寻找疼痛带来的意义，并改变人们和疼痛的关系——带给患者对疼痛保有主动的感觉，而非被动的受害者。在聚焦取向艺术治疗中，与疼痛工作的策略需结合以下几方面：聚焦态度、通过艺术腾出空间、和疼痛的体会工作。

聚焦态度和保持陪伴

和疼痛工作的第一步，是将聚焦的友好态度带向疼痛，并对它打招呼说"你好"。代替在疼痛中感受冲突和与之抗争的是，聚焦态度能帮助一个人增加内在对自己的关心和慈悲。比如，你可能会问一个正在承受背痛的来访者："你可否想象你坐到疼痛的旁边……陪伴它……看看你能否对它友好一些……对它说'你好'……是的，我知道你在那里。"

通过艺术腾出空间：与疼痛保持一点距离

通过艺术腾出空间是很有效的方法，它能使患者获得和疼痛分离或保持一点距离的感觉。艺术治疗通过使用艺术材料创作，将疼痛放置于身体之外这种具象化的方式，容纳了疼痛但又与之保持一定距离，达到从疼痛中获得自由的内在经验（"一切安好之地"）。请参考第七章的相关内容。

和疼痛的体会工作

有些时刻，就是没有办法为疼痛腾出空间——它不想让你将它放在一定距离之外。疼痛会说："你唯一要关注的就是我。"结合聚焦态度、体会、叩问和接收几大步骤，能帮助我们找到更多和疼痛建立治愈性关系的方法。

疼痛的体会

一旦聚焦态度被带向疼痛，治疗师就可以引导来访者去获得疼痛的体会。获得疼痛的体会包括两个步骤：对疼痛做正念的觉察，然后在身体的核心位置去获得疼痛的体会。

正念觉察疼痛

这一步包括将正念的觉察带到身体中疼痛的位置："请做几个深呼吸，吸气进入你的身体……看看是否有一个画面（或者词语、句子、姿势或声音）就像一个把手一样，能描绘你的内在体会。"

身体核心位置的体会

这一步骤需要获得疼痛的整体体会——不仅是身体疼痛具体位置的体会，还有疼痛引发的身体核心位置的整体体会——尤其是身体内从肩膀到臀部之间这段范围："看看你的疼痛在哪里（比如：你的背部、头部等），觉察一下它的整体感觉。慢慢地将它带向你身体里的核心部位，就是你的肩膀到臀部之间这片空间，问一问：'这个疼痛的整体感觉是什么？'"

把手 / 象征

治疗师引导来访者去看一看，是否有一个画面很契合于这个疼痛的体会。

交互感应和艺术性表达

来访者检查一下这个画面是否准确。当他 / 她有了很确定的画面，通过艺术表达出来。

用聚焦和艺术进行对话：倾听疼痛

倾听疼痛能给我们提供一个入口，去听见身体传递来的信息，关于自我照顾、身—心连接、洞察力和意义。再结合叩问和接收的步骤，来访者去倾听疼痛的体会想要表达什么。然后通过提问题，比如：想象一下疼痛被完全治愈了——彻底地从疼痛中解脱。获得解脱的障碍是什么？需要什么？朝向正确方向的一小步是怎样的？答案可以艺术性地去表达，也可以结合艺术治疗中的对话方法（比如：McNiff，1992；Rogers，1993）。

个案：柯丽

柯丽是一位 32 岁的女性，她找我做一对一的艺术治疗。她呈现的问题是很想找到应对慢性疼痛的方法，同时也希望她的事业和人际关系能有所发展。

聚焦态度

讨论了柯丽的个人史、目标和治疗方案后，我引导她在聚焦中建立对疼痛的友好态度，并保持陪伴。

对疼痛的正念觉察

接着我引导柯丽对疼痛保持正念的觉察——去观察疼痛在她身体的哪里，看看是否有一个画面契合于这个体会。柯丽闭上眼睛，开始觉知身体内在。过了一会儿，她睁开眼睛，拿起一根棕色的铅笔，画出下巴、脖子和肩膀，她给脖子两侧涂上黑色和红色交叉线（图 13.4）。然后在脖子的外沿，她画了两个蓝色的圆柱物，就像两根柱子在支撑着脖子。

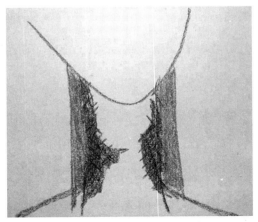

图 13.4　对疼痛的正念觉察

柯丽分享说："这就是我脖子疼痛的画面。我脖子的里边特别疼，感觉就好像有一把老虎钳在掐住这里"（我以柯丽的话和艺术对疼痛做了反射）。

身体核心位置的体会

然后，我邀请柯丽将脖子的疼痛带向身体的核心位置，去觉知整体的体会是怎样的——核心位置是指肩膀到臀部的身体内部。柯丽倾听内在，接着画了两根木棍，木棍上是黄色和橙色的火焰，外围有红色、锯齿状的线条围绕着。

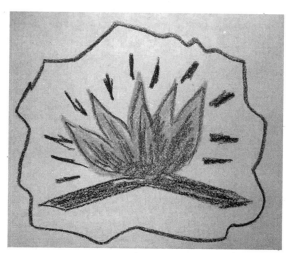

图 13.5　身体核心位置的体会

通过聚焦和艺术进行对话

我们在叩问和接收的聚焦步骤的轮流交替中，同时伴随着艺术创作进行对话。

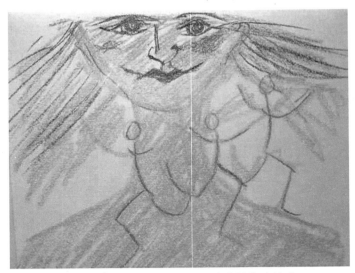

图 13.6 体会的转变，想象疼痛被彻底治愈

治疗师：想象一下疼痛彻底被治愈了，画面会是怎样的。

柯　丽：（经过一段时间的聚焦，柯丽睁开眼睛，画了一张黄色的脸，并
　　　　用绿色在脖子和肩膀区域画了三个跳舞的人形，图 13.6）。

柯丽分享道："我整个脸、脖子和肩膀都感觉轻松和自由了。"我请她再
次聚焦并问她："是什么在阻碍你拥有这种感觉（脖子部位的健康）？"过了
一会儿，她继续说道："我从来不允许自己说出真实的感受。我看到我自己就
像一个孩子，假装什么都没问题。这也是为什么第一幅画显得那么空虚。在
第二幅画中，我更有活力和自由。我在自己的内在找到我的家。"我们继续以
聚焦的方法叩问，需求是什么以及朝向正确方向的一小步是怎样的？柯丽从
身体中接收到的信息，就是友好地对待疼痛、每天花一些时间放松、想象疼
痛彻底被治愈了并接纳疼痛区域所有的感觉。

在柯丽的案例中，聚焦帮助她友好地面对躯体疼痛，而非以被疼痛淹没
和压倒的方式和疼痛一起工作。在身体的核心位置获得颈部疼痛带来的整体
感觉，又帮助她明白疼痛的意义、以艺术方式表达出这一意义，并创造出疼

痛被彻底治愈的想象图景。通过结合聚焦的叩问／接收步骤和艺术治疗的对话方法，柯丽洞见了她幼年时不敢发出真实声音的感觉。诸多体会的转变也在她的艺术作品中体现出来：从颈部紧张、被钳住般疼痛的描绘（图13.4）；到黄色和橙色的象征愤怒的火焰（图13.5）；到脸部充满光彩和跳舞的小人儿围绕着颈部（图13.6）。通过友好地倾听疼痛，柯丽也发觉了需要尊重自己的感觉和内心的声音——这能帮助她的真实自我和职业选择保持一致地往前走。

和健康问题工作的有关提示

- 确认患者在接受他／她所需要的医疗照顾。
- 聚焦取向艺术治疗对减压、放松、身心灵整合和洞见是有益处的。
- 想象身／心问题被彻底疗愈，可以帮助患者调动身体的生命力能量，并使身体的智慧导向健康的方向（这个方法不是在保证疾病必能疗愈，而是帮助我们听见一个人对自我照顾的需求）。
- 将聚焦态度带向疾病或疼痛，能帮助患者改变和它们的关系。
- 通过艺术腾出空间，对创造患者和疾病或疼痛之间适当的距离是有帮助的。你也可以建议患者想象"往后退一步"，看他们是否能获得和疾病之间的一点空间。
- 看看疼痛是否有一个信息或功课想要提供：对疼痛的正念觉察；在身体的核心位置获得关于疼痛的体会；以聚焦的叩问和接收步骤或艺术治疗的对话技术，与疼痛进行沟通。

第十四章
和创伤一起工作

聚焦和艺术疗法都是治疗创伤的有效方法（Armstrong，1998；Hagood，2000；Johnson，1987；Malchiodi，1997；Turcotte，2003）。这两个疗法对内在真实自我的倾听、尊重和表达，都能帮助来访者逐渐成为自我疗愈的主人（Herman，1992）。

聚焦教来访者如何与自己的身体建立安全的连接，友好地对待任何内在的体会，并以更有觉知力的状态去倾听甚至重构创伤体验。聚焦也能帮助来访者将创伤感从真实和无辜的自我部分里分离出来。艺术治疗的创造性表达就像容器一样，包容住创伤记忆和感受，使来访者得以宣泄释放，并注入新的生命活力。

创伤治疗师 Judith Herman 的创伤复原三阶段（1992）——建立安全感、回顾和哀悼、与日常生活重建连接——也是聚焦艺术治疗师与创伤来访者工作时的基本框架。这三阶段看似很清晰／有连续性，但真正治疗创伤的过程往往更复杂——一个阶段可能重叠着另一个阶段的问题；或者刚进行到后面一个阶段，又需要重新回到前一阶段去处理；某一个阶段中的问题，在后一阶段中才浮现出来；等等。

阶段 1：建立安全感

与创伤患者工作的第一步，是营造安全感，帮助他们能向内与身体建立连接。通常在复原创伤工作的早期阶段，来访者会被创伤的记忆、感受和想法所淹没。因为创伤经验被储存在身体中，所以非常重要的是，我们要进行得很慢，确保在让来访者进行聚焦前，他的身体感觉到安全和有稳定感。

建立身体和感受上的安全感

1. **情绪、心理和躯体的安全感**：在运用任何治疗技术前，先要在这三个层面都确保来访者已拥有安全感。

2. **以开放和不批判的态度倾听**：倾听来访者真正想分享的是什么——从他们的经历的角度。

3. **扎根**：在聚焦开展前，要和来访者确认他是扎根于土地，并和身体有安全的连接。有效的练习方法包括：

● 正念式呼吸：觉察你的呼吸进出你的身体。

● 身体觉知：感觉你的双脚踩在地面上；身体和椅子接触的部分；肩膀、手臂、双手、头、颈部。

● 帮助建立安全感的句子：吸气，我感到安全；呼气，我感到平静。

4. **个人空间和界限**：鼓励来访者去关注自己身体、能量和情绪上对界限的需要，比如座位上的距离（治疗师和来访者之间的；团体里成员之间的；伴侣之间或家庭成员之间）。让来访者知道，他们有权利选择是否参与每次治疗的体验过程。

5. **眼睛睁开或闭上**：让来访者知道，他们在聚焦时可以睁开眼睛，也可以选择闭上——看哪种方式让他们感到舒适。如果来访者选择闭眼，告诉他们在过程中随时可以睁开眼睛（不需要等到你提醒时才睁开）。通常，有创伤经历的人，特别需要睁开眼睛看看他们周围发生了什么，为了确保安全。有些处于高度警觉的人，更需要这种安全感。

6. **艺术创作**：营造一个无批判的氛围，带给来访者安全感；如果必要，向来访者演示如何通过色彩、线条和图形等去表达感受。用艺术材料去表达体验，对这个群体来说是让他们感到安全的（但对于一些有自残和自杀倾向的来访者，不要提供尖锐的工具给他们）。

阶段 2：回顾和哀悼

一旦来访者感觉安全，能够和身体及体会连接，也便意味着他可能已经准备好去面对和处理创伤经历。创伤研究领域的开拓者 Van der Kolk 说过：

> 对于受过创伤的个体，首先需要让他知道，拥有感受和知觉是安全的……为了处理过去的经历，受创伤的人需要激活他们的前额皮层（大脑思维和推理的中心地带），拥有内省的能力。治疗师要帮助他们发展出对内在经验的好奇心。这种好奇能令他们学会了解躯体上的感觉，并将情绪和感觉转化成可交流的语言——最重要的是建立他们与自己的交流。

在第二阶段的治疗过程中，聚焦帮助来访者以友好的好奇心对待内在体验，并保持和内在感知的连接，而艺术治疗为语言或非语言的交流提供表达途径。聚焦中叩问和接收这一步骤，结合艺术治疗，使内省的过程更加安全。所以，聚焦取向艺术治疗能帮助来访者达到以下目标。

与创伤保持适当的距离

不论是聚焦还是艺术治疗，都能使来访者和创伤保持一个健康的距离，以免来访者被创伤的记忆淹没或压垮。聚焦会教来访者如何"腾出空间"，并将"问题"放置于令他感觉舒适的距离。这样，来访者才能拥有一个自我的部分，这个"我"可以站在创伤之外，保持一个临在的状态去和创伤工作。艺术治疗中的各种材料就像容器一样，容纳住情绪的体验，并将之具体地呈现于艺术创作中。

陪伴创伤

聚焦式态度，帮助来访者学会如何坐在受创伤部分的旁边，陪伴它并以友好或慈悲的态度倾听。

承担见证

创伤通常伴随着羞耻感，所以当来访者的内在有一个部分，就像外在的治疗师一样，带着聚焦式的接纳态度见证所发生的一切，这本身也会带给来访者深刻的疗愈作用。

净化

来自创伤经历的强烈的感受和体会，可以通过艺术安全和疏泄的方式得到释放和升华。一位治疗师，同时也是创伤经历的幸存者，分享道：

> ……艺术对于那些困难的、爆发性的感受，比如愤怒，具有很棒的容纳功能……通过艺术，我能很真实地跟我的愤怒在一起——在纸上乱涂乱画、撕毁纸张、用笔刺穿纸张……我可以尽情地以安全的方式去做一个破坏者。（Rappaport，1998，p.40）

推动生命向前

聚焦和艺术治疗激发来访者身体的智慧和创造力，推动自己的生命向前发展。聚焦包含着向前发展的一些问题，比如"你还需要什么来帮你获得疗愈？"或"如果生命向前发展，接下去那一小步会是怎样的？"而艺术治疗本身所具有的肯定生命的特性，能带动一个人走向成长和疗愈。

阶段3：与日常生活重建连接

创伤治疗的第三阶段，是帮助来访者将过去和现在做区分；追求他们的目标、愿望和梦想；进入有意义的关系；学会自我照顾。

案例：艾丽莎

艾丽莎找我做艺术治疗时 39 岁。在这之前的几年，她回忆起自己在年幼时曾经被性侵过。针对这个问题，她已经接受了心理治疗，但是还想尝试一下其他的方法——不仅仅是谈话的，来帮助她从创伤中复原。我将聚焦和艺术治疗都介绍给艾丽莎，而她对两者都很有兴趣。

阶段 1：建立安全感

我们首次会谈的开始，是明确艾丽莎的治疗目标，并和她讨论聚焦和艺术治疗如何能帮助她达到治疗目标，重构她的创伤历史。

在第三次治疗时，艾丽莎问到当她感到极大的恐惧时，如何不被这种强烈的感受所淹没。我回答她说，用艺术去创作出一个"保护者"的形象，对她将很有帮助。大多数的创伤幸存者都觉得，在创伤经历中自己很缺乏被保护的感受。我让艾丽莎关注一下内在的体会，看是否能找到一个"保护者"的部分。过了一小会儿，艾丽莎回应说"有的"。当我通过聚焦的练习，引导她向内寻找"保护者"的体会时，她全程闭着眼睛并表示没有不适感。

练习 14.1　保护者

通过做几次深呼吸，慢慢将觉知带入你的身体。去感觉椅子对你的支持，还有你的双脚坚实地踩在地面上。让你自己听到"保护者"这个词，然后想象某个你知道的人或物，可以成为你的保护者。当你对此有很清晰的想象时，请让我知道（停顿）。把这个保护者的形象介绍给你自己。去感知一下它在你身体里的体会……这整体的感受是怎样的？看看是否有一个画面很契合于这个保护者的形象……并与你的身体核对一下，这个画面是否精确……当你准备好后，慢慢睁开眼睛，用艺术材料去创作出这个保护者。

当艾丽莎倾听内在时，我安静地陪伴着她。艾丽莎睁开眼睛后，画了一

189

个面带笑容的天使，并用红笔在她胸口画了一颗心，其他部位则涂上黄色的
油画颜料（图 14.1）。

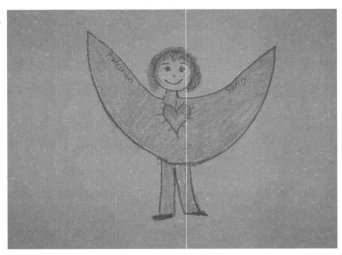

图 14.1　艾丽莎，保护者

艾丽莎分享说，"我看见一个天使的形象。她看起来很像是所有孩子们的
守护天使。"画完这幅作品后，我邀请艾丽莎再次回到内在的体会。我问她，
"当你找到她的时候，你的内在是怎样的体会？"艾丽莎回应说，"我很喜欢
看到这个画面。它让我感觉舒适……内在很温暖。"我把这幅画放在办公室，
等到每周艾丽莎来之前，我就把它拿出来陈设在那里，作为一个安全的象征
去迎接她的到来。这幅画也是一个持续性的提醒——这个天使的保护者正是
她自己内在的一部分，她需要知道并加深与其的连接。

阶段 2：回顾与哀悼

谈到艾丽莎的原生家庭时，她说自己在成长的过程很孤独并被忽略。当
我听到这时，发现她的脸越来越红，充斥着紧张。这种时刻，正是来访者到
了一个还不清晰的模糊的边界处。花一点时间去聚焦，能帮助来访者感知到

更多身体试图呈现到意识层面的信息。我邀请艾丽莎聚焦于身体："你能花一些时间去观察一下，到底有什么在那儿——当你刚刚正在讲述的时候，身体想告诉你的？"艾丽莎拿起油画笔，画了一个小人儿，用细细的弯弯曲曲的线条画出胳膊和腿。这个小人儿没有脚，身体漂浮在红色线条描绘的摇动的地面上。蓝色的泪水从小人儿的脸颊上流淌下来（图 14.2）。

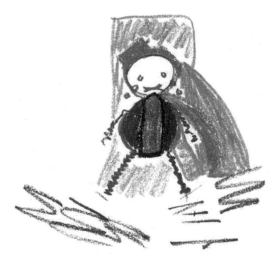

图 14.2　艾丽莎，体会，悲伤

艾丽莎分享说，"当我还是一个小孩时，我感受到的自己就是这样的——孤独、忧伤、脆弱。"我对画作中呈现的这个内在小孩的孤独和忧伤，给予了反射。接着，我继续支持艾丽莎和这种体会保持连接，试图让它展开更多。我采用了聚焦中的"叩问"和"接收"的步骤。

治疗师：想象你坐在这个忧伤、发抖的小艾丽莎旁边……看看你是否能友好地对待她［聚焦态度］，问问她，"泪水来自哪里？"叩问

艾丽莎：（泪水夺眶而出并深深地抽噎着。我陪伴着艾丽莎，营造安全的空间让痛苦得以释放。一会儿后，她停止了哭泣。）我是无辜

191

的，没人看见我或保护我。就像我是透明的一样。

治疗师：你的无辜、没有被看见和被保护，都让你感到非常的悲伤［体
验式反射］。

艾丽莎：（呼吸变得温和，肌肉放松下来，脸部也开始柔和）是的，对这
个部分的自己，我就是这样感觉的。

治疗师：对这个内在小孩的遭遇，你有这些感受。那你能问问这个孩子，
她需要什么呢？［叩问］

艾丽莎：（过了一会儿后）当我看着这幅画……就好像我根本不知道她
在那儿。被看见、被听到、被接纳，就是她所需要的全部。然
后，她也需要知道，"一切都会好起来的"。［接收］

治疗师：你成人的部分和我，能够听到她，并让她知道，"一切都会好起
来的"。

在这次治疗的后半段，艾丽莎开始谈论她对性侵的愤怒。我邀请她再次
聚焦，"深深地呼吸，尝试着去觉知你的身体。感受椅子和地面对你的支持。
观察一下这个愤怒在身体里的体会是怎样的……看看是否有一个画面能描绘
出这个体会。"艾丽莎画
了一个脸，还有两个向外
伸出的拳头。眼睛睁开但
空洞；嘴巴紧闭着；头发
和拳头用浓黑色和红色的
油画材料着色，并散发着
强烈的能量（图 14.3）。

艾丽莎分享说，"这
是我的**愤怒**！它在那里已
经很久很久了！"我反射
了她所说的和在画中所呈

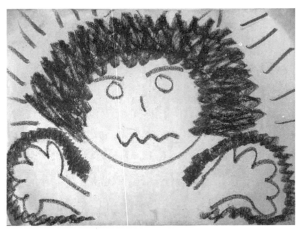

图 14.3　艾丽莎、体会、愤怒

现的情绪。在艾丽莎离开本次治疗前，为了帮助她整合强烈的体验并拥有扎根的感觉，我邀请她做了一下进入聚焦的练习，问一下自己，"此时此刻，我的内在感觉如何？"过了一会儿后，她睁开眼睛，说，"很好！我感到强壮！"

阶段3：与日常生活重建连接

艾丽莎开始感到与自己还有其他人相连接是安全的。和她的治疗工作，从解决童年创伤转向当前的问题。在一次治疗中，艾丽莎谈到她在职场中的障碍。我请她聚焦于这个问题并获得体会。艾丽莎感觉到胃部的紧张和愤怒。她用黑色的油画笔，在画纸的底端，画了一些看起来像着火的洼地（图14.4）。

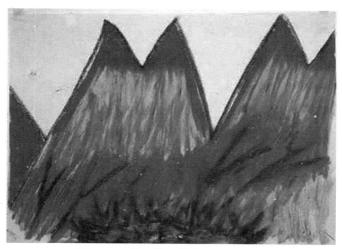

图 14.4　艾丽莎，体会，转化愤怒

经过对一些强烈情绪的处理工作后，艾丽莎用红色油画笔画了像山脉一样的图形，然后又在原先的色彩之上涂了一层黄色。当她作画时，我观察到她的肤色随着她的身体和脸部的松弛也有所改变。她完成后，我把画举到她面前给她看。艾丽莎说，"我完全不知道有愤怒在那里。现在它得到释放了……我喜欢看到它转变后的样子［美感］。"这里让我们看到艺术具有安全地释放和转化愤怒的力量。

我们在一起工作了几年的时间，一起穿越了创伤体验、抑郁、恐惧、焦虑等问题，同时总在建构力量和适应性。在最后的治疗阶段，艾丽莎换了一份更适合她真实自我的工作，经常旅行，并成为好几个有支持力的社区的一分子。

到了我们治疗的结束阶段，为了一起看看她开始治疗时的状态和目前的状态，我邀请她向内聚焦。艾丽莎睁开眼睛，用油画笔去画一棵树。宽阔的树根扎在土地中、树枝伸向天空——优美明亮的绿色、紫色和粉红色的树叶朝上伸展。艾丽莎分享说，她感觉自己开始有活着的感觉；深植于土地；而自己的周围围绕着滋养她的各种元素，帮助她开放和成长。我请她再次聚焦，去体会身体的内在，看是否有合适的词语或句子契合于这种体会，并给它起个名字。过了一会儿，艾丽莎睁开眼睛，用绿色的油画笔在画的底端写上"生命"（见图 14.5）。

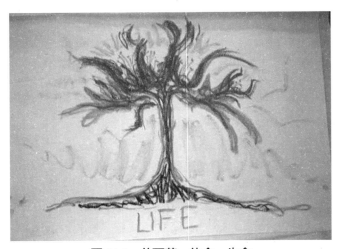

图 14.5　艾丽莎，体会，生命

聚焦取向艺术治疗帮助艾丽莎在开始阶段于内在形成安全的体会；在治疗关系中，用友好、接纳的聚焦态度，去容纳她童年时受性侵的复杂创伤体验。艺术提供给她一个安全的"容器"，承接住所有愤怒、悲伤和忧郁的强烈情绪——聚焦中叩问和接收的步骤，温和地通往她内在渴望被听见的部分。聚焦取向艺术治疗提供了一条道路，让艾丽莎在感知的层面释放创伤的压力，同时加强了她自我见证的人格部分，而不至完全被创伤所淹没。许多体会的转变，也可以从她的艺术作品中看出来，比如从表达恐惧的碎裂的线条和形状，到充满愤怒的浓重色彩和线条，最后发展成充满活力、生机和美好的画面。当艾丽莎在处理过往历史中的创伤体验时，她始终朝着生命向前的方向努力——这股力量最终创造出她内外都得以拥抱生命的蜕变。

提醒和建议

- 安全感是首要的——应该放在所有方法、理论、聚焦或艺术之前。在治疗关系中建立安全感，在来访者和他们自己、他们的身体、内在体验之间建立安全感，在团体之间建立安全感。
- 扎根：通过一些练习方法，帮助来访者感觉到扎根于土地，比如正念呼吸、安全的短语、身体的觉知（感觉双脚踩在地面上）等。
- 倾听是治疗干预的关键——真实地理解和抱持来访者的体验。

第十五章
灵性和心理治疗

灵性在聚焦取向心理治疗的领域中，指的是普世的超个人品质——慈悲、平和、爱心、希望、慷慨、领悟、智慧和超越——而灵性的这种品质存在于所有生命和非生命物质中，它不局限于宗教信仰或传统……

当我在一个疗愈中心工作时，就已讨论说，心理学和灵性学是人类精神想要飞翔所需要依靠的一对羽翼。心理学为深入我们的个体天性提供理解和洞见——我们的自我概念、情绪、防御系统、家庭和社会影响、力量和天赋——心理学的一系列方法帮助我们修通障碍，以达到最佳的存在状态。灵性则给予我们能通达超个人天性的入口，帮助我们发展更广大的正念、慈悲和平和。聚焦和艺术创作都通向我所说的灵性能量。

聚焦和艺术治疗的灵性维度

聚焦（Amodeo，1981；Campbell & McMahon 1985/1997；Chutroo 2003；Hinterkopf，1998；Milgram，2003；Rome，2004；Saunders，2003）和艺术治疗（Allen，2005；Farrelly-Hanson，2001；Franklin，2001；Horovitz，2002）领域的很多专家，都对灵性做出过探索。对如何将灵性整合入聚焦和艺术治疗的方法学讨论，也有所发展，但这超出了本书的范畴。我想和你们分享的是，通过我自己的体验和对他人的观察，聚焦和艺术治疗是如何自然地促进我们对生命灵性维度的开放。

聚焦态度——友好的、接纳、保持陪伴——是一颗开放心灵的真实品质。通过长久的练习，聚焦态度会转化一个人和他自己、和别人、和生命本身的关系。但一开始，需要经常提醒自己，去召唤聚焦态度的帮助，改变消极、不接纳和评判性自我交谈的习惯。对困难、痛苦和复杂的体验**保持友好**，在最初是需要我们做出努力的，但之后会帮助我们更容易地进入一个更广大的平静的内在空间。学习如何**保持陪伴**，能引导我们具有临在的品质，而这会帮助我们在对待自己、他人和外部世界时，更有慈悲心。聚焦能培养无条件的临在品质——让一个人能够去尊重哪怕最困难的体会，将之当作礼物般去支持生命前行。

腾出空间是一个很简单但非常深刻的练习——将问题放置于一定距离之外，每个人内在的"一切安好之地"便能呈现。对我来说，这个"一切安好之地"打开了一扇门，让我通向灵性的空间，这里的灵性可以有很多不同的名字——比如，意识、自体、觉醒，等等。我特别喜欢的一个练习，就是指导人们做"腾出空间"的聚焦，然后通过艺术创作，将"一切安好之地"象征化。大多数时候，这样的画作都很宁静、平和、富有整体感和充满光明。

艺术家、艺术治疗师、该领域的学生和艺术治疗中的来访者，几乎都能从体验中了知，创作是很整体和确认生命感的内在过程，甚至在表达痛苦、恐惧、羞耻和其他困难的感觉时。创作中，我们能通达一个内在的创造者，它很自然地将我们和生命原始能量做连接，唤起强大的生命力或"灵性"品质。

聚焦取向艺术治疗中的灵性体验

聚焦取向艺术治疗是探索灵性的有效方法。它能帮助我们将一些很难描述的、难以捉摸的体验具象化。通过聚焦，灵性在身体的体会中被体验到，而艺术则通过色彩、形状、光线和图像，给予灵性的体会一个外在的形式。聚焦取向艺术治疗的三大主要方法的每一项，都对整合灵性有所助益。

通过艺术"腾出空间"

在艺术中表达"一切安好之地"（参见第七章），能帮助我们通达灵性品质的体验——比如慈悲心、内在平和与宁静。同时也可以让我们更好地进入冥想。

聚焦取向艺术心理治疗

如果来访者有兴趣，治疗师也专长于该领域，那么对灵性的探索，确实可以直接被交织进心理治疗中。为了了解来访者对灵性问题是否有兴趣或经验，我在调查表中会涉及来访者的支持系统，比如朋友、家庭、宗教、灵性，等等。我也会询问一些关于自我关怀的问题，如运动、营养和其他有关健康的练习。调查表能让我对来访者有关灵性的兴趣状态有个大致的感觉，基于此，我会跟随来访者的提示和我自己的直觉，而掌握大概如何、何时、怎样和来访者讨论灵性的话题，并一起将灵性领域的方法整合进我们的工作。

在聚焦取向艺术治疗中，灵性可以以各种方式被整合进来，包括通过艺术腾出空间、练习冥想和其他一些灵性练习，还有讨论信仰的作用、探索宗教和灵性提供的支持。很重要的是，治疗师需要对来访者的个人宗教信仰、灵性偏好保持敏感，并监察自己的反移情。

接下去的这个案例（帕特丽夏），展现了如何在聚焦取向艺术治疗的框架内，整合心理学和灵性学。

个案：帕特丽夏

帕特丽夏，一位 52 岁的中年女性，她来找我要求做个体艺术心理治疗，并报告了她有抑郁和创伤后精神障碍的困扰。我们的工作结合了 Judith Herman 的创伤修复三步骤的方法（见第十四章）——建立安全感、回顾和哀悼、与日常生活重建连接。帕特丽夏的案例展现出聚焦和艺术治疗的灵性维度是如何被暗含于治疗的头两个步骤中（引出生命向前发展的能量，其对来访者具有灵性品质的含义），并在之后的阶段被直接表达出来。

在治疗的第一年，我们的每次治疗基本上都以进入聚焦开始，然后在艺术中表达体会，想象所期待的改变，并再次创作艺术。等帕特丽夏感到安全后，她闭上了眼睛，我引导她开始进入聚焦："做几个深呼吸，进入你的身体……对你所发现的保持友好。问一问，'此时此刻，我的内在感觉如何？'……看看是否有一个画面（或词语、句子、姿势或声音）像个把手一般，很契合于去描绘这个内在的体会。"

在第一次治疗中，帕特丽夏检查了描绘体会的图像（把手 / 象征）的准确度后，睁开眼睛，画出很多黑色的、粗糙的、参差不齐的、潦草的线条，外围是由红色的有很多倒刺线条勾勒出来的六边形。在六边形的右下方处，她画了一个小小的圆圈，外围线条为粉红色，内部被涂成紫色（图 15.1）。

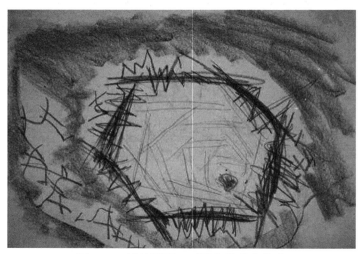

图 15.1　帕特丽夏，对现在的我之体会

帕特丽夏分享说，"这个小圆圈就是我，我被这些恐惧和痛苦包围。"我反射了她用语言和艺术表达的恐惧和痛苦，然后建议她进行聚焦的"叩问"步骤："请做几个深呼吸……想象一下你所期待拥有的安全感，在你的身体内的体会将是怎样的。"帕特丽夏朝内感觉了一会儿，然后画了一个变形虫的形状，给它涂上紫色，周围则涂了黄色（图 15.2）。帕特丽夏的身体和脸都柔和了下来。她分享到，"我感觉到了伸展——我能够接纳这个空间，而周边有保护的光围绕着我。"第一幅画中小小的粉色和紫色的代表帕特丽夏自己的小圆圈（图 15.1），得到了扩展，几乎占据了整张纸，并被光所保护。

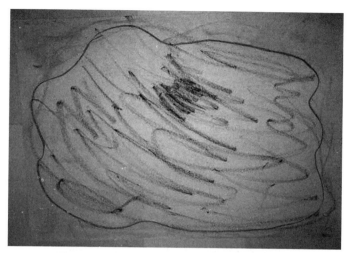

图 15.2　帕特丽夏，想象自己很安全的体会

　　治疗中，开始时先连接上体会，再在艺术中将把手象征化，获得一种完全被疗愈的体会，然后通过艺术创作出新的把手／象征，这一方法为帕特丽夏所提供的意义，便是她能安全地释放情绪，将生活延伸至光明（生命进展的方向）。并不是说帕特丽夏彻底地"完全被疗愈"了，或如图 15.2 所描述的"全然安全"。聚焦于她所期待的安全的体会，并画出它，能帮助帕特丽夏拥有创伤之外的感觉体验，同时通达她内在原本具有的生命的正向能量。

　　释放和处理了很多的创伤之后，治疗转向了 Herman 的创伤修复的第三步骤，和日常生活重建连接。帕特丽夏知道我在冥想方面的受训背景，表示很想学习一下。除了给她冥想方面的学习资源之外，我们也在治疗中带入一小段的冥想练习，然后再聚焦和艺术创作。在其中一次的治疗会谈中，我带领帕特丽夏做了十分钟的正念冥想练习，再去做聚焦，获得体会和能描绘它的画面（把手／象征）。帕特丽夏分享说，"我的心感觉到了平和，像是一只飞来的鸟（图 15.3）。我也听到了这样一句话，'心中的鸟儿回头看——象征着真理的灵魂。'"

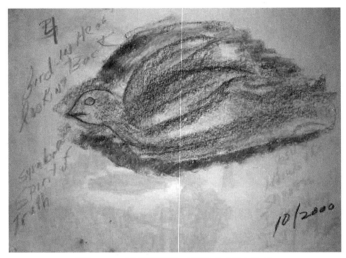

图 15.3   帕特丽夏，冥想之后的体会

冥想、聚焦和艺术，帮助帕特丽夏来到内在的平和与真相之地——同时又能够看向过去（创伤）。除了和她在每次的治疗会谈中一起工作，我也鼓励帕特丽夏做"家庭作业"，加深她见证过去的能力和强化内在平和的质量。帕特丽夏也通过聚焦、艺术和写笔记的方式，响应她所读到的格言和灵性诗歌（参见下面的主题导向的方法）。当帕特丽夏增强了小鸟灵性翅膀的力量，她也便能将创伤性的历史更多地留在了过去。帕特丽夏的曼陀罗（图15.4）庆祝了她安全感的增加和灵性的拓展——反映在

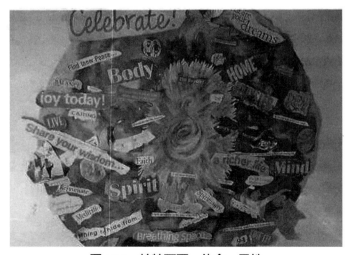

图 15.4   帕特丽夏，体会，灵性

螺旋形画面和一个高举着并张开手臂的女人，还有很多的词汇——家、充实的人生、享受今日、身体、意识、分享你的智慧、年轻、冥想、呼吸、庆祝！

主题导向的方法

有关灵性的主题，可以通过一些灵性文字、体验或练习而被探索。经过了这些灵性活动之后，开始聚焦并获得体会，寻找到一个把手/象征（画面），再通过艺术表达出来。

灵性主题、体验和练习

- 灵性格言、诗歌、文章、书籍和文本。

- 融入大自然；比如：日落、日出、遥望山脉和天空。

- 正念和冥想练习；比如：禅坐冥想、行走冥想、重复念诵经咒、呼吸冥想。

- 唱歌、唱颂。

- 瑜伽、舞动、太极、气功。

重要的是，治疗师所提供的练习，需要与来访者的气质和爱好相匹配。灵性格言和冥想内容可以取材于来访者的灵性或宗教习惯（比如基督教、犹太教、伊斯兰教、印度教、佛教、非洲宗教，等等）。

练习 15.1　聚焦于启发灵性的主题

材料：绘画或拼贴画；诗歌、格言；照片

引导式聚焦：选择格言、照片、冥想、唱颂或其他能启发灵性的资源。沉思于其中一会儿。然后将专注力导向身体内在，觉察这个灵性资源带给你的整体感觉。温柔地问问自己，"我对于这个灵性资源的整体感觉是怎样的？"（暂停片刻）看看是否有一个画面（或词汇、句子、姿势或声音）像个把手一般，正好契合于这个内在体会。和你的身体核对一下这个把手的准确性。当你确认好了，就用艺术材料将之表达出来。

接下去这个主题导向的案例，来自我所教授的，聚焦取向表达性艺术治疗中有关灵性的一堂课。

主题：通过正念冥想探索灵性

目标：

1. 教授正念练习。

2. 培育与内在中心与平和的连接。

3. 加强内在观察者的觉知——自我中能观察想法、情绪和感觉的部分。

4. 去看看通过艺术表达出来的关于正念的体会。

5. 提高团体互动和凝聚力。

材料：冥想用的铃、鹅卵石、绘画材料、粉笔、油画笔、纸；还可以选择——水彩、丙烯、笔刷、拼贴画材料。

课程安排

1. 介绍正念冥想：禅坐。

2. 鹅卵石冥想。

3. 聚焦：冥想之后的体会。

4. 艺术。

5. 邮件练习：有关体会的词汇或句子。

6. 诗歌和分享。

这个冥想基于一行禅师的教学而加以修改，一行禅师是越南籍的佛教出家人，他于 1967 年被 Martin Luther 国王授予诺贝尔和平奖。他也将正念练习教授给心理治疗的从业者。

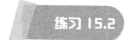 **正念禅坐 10 分钟**

敲 铃

邀请团体成员们听到铃声时关注他们的呼吸。

呼吸冥想

调整身体坐姿、呼吸和念头，带领者可念诵以下几个句子，成员们可随之默念，结合呼吸吸进和呼出身体：

> 吸进，我知道我在吸气。
>
> 呼出，我知道我在呼气。

（重复好几次。一会儿之后，这些句子可浓缩成词语"进"和"出"）也可以替换成其他词语，比如"平静地吸气、平和地呼气。"一行禅师也教授过和困难情绪工作的方法："吸进，我意识到我愤怒；呼出，愤怒在离开我。"我也会调整这些禅诗（短句）去契合来访者的需求。

练习 15.3 鹅卵石冥想

将石头摆放在围成一圈的团体中心。

敲 铃

请团体成员们听到铃声时，专注于他们的呼吸。

鹅卵石冥想

每个人拿四块石头。每块石头代表不同的元素：花、山、水和空间。治疗师请成员们每次持一块石头，握在手心，保持正念地呼吸。治疗师大声朗诵以下的句子两到三次，成员们则随之默念：

第一石：吸进，我视自己为一朵花。

　　　　　呼出，我感觉到清新。（然后将石头放于一旁。）

第二石：吸进，我视自己为一座山。

呼出，我感觉到稳固。（然后将石头放于一旁。）

第三石：吸进，我视自己为池塘中宁静的水。

呼出，我感觉到清明。（然后将石头放于一旁。）

第四石：吸进，我视自己为空间。

呼出，我感觉到自由。（然后将石头放于一旁。）

冥想之后，引导团体去获得体会，看看是否有一个画面很契合于这个内在的体会。

艺术

创造体会的艺术性表达。

邮件练习

等到团体完成他们的艺术创作后，将作品放在房间中，围成一圈。大家绕着圆圈走，来到每个作品前，接收它们传递的信息，看看是否有一个词汇或句子恰好契合于自己内在的体会。每个人在小纸片上写下这些词汇和句子，将纸片面朝下地放置于作品前。成员们回到他们自己的艺术作品和这一堆的"邮件"跟前，看看这些邮件，倾听一下这些词汇或句子在他们内在引发的共鸣（图 15.5）。

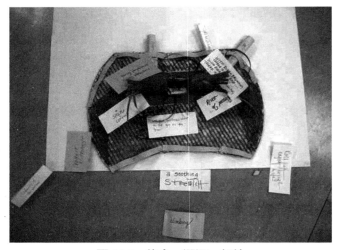

图 15.5　体会，词汇，邮件

接着，他们用其中一些对他们有意义的词汇或句子，创作一首诗歌，可以省略一些词汇，并自由地添加一些新词语。

个案：梅琳达

梅琳达，这个课程的学生，描述了她在冥想之后的体会：

> 我的体会是一种移动的、转化的、流动的能量。我的内在有一种哼唱着的、嗡嗡响的、随时想要动起来的感觉。这种感觉很有趣，因为整个灵性练习过程中，通过这些石头，我感觉自己扎根于土地，和大地有连接，也有膨胀和拓展的感觉。有关这种体会的把手的图像，就是画作中的这只蜻蜓（见图15.6）。

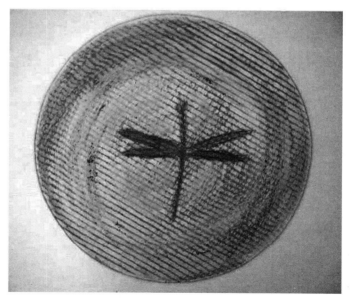

图 15.6　梅琳达，冥想后的体会

梅琳达的蜻蜓是由淡蓝色油画笔所作。白色和黄色的主色调，点缀着轻微的蓝色和绿色，环绕着蜻蜓成一个圆圈，有一种循环的延展感，就像池塘中的涟漪。

梅琳达分享说，"我被这些词汇所深深触动，因为它们都很精确和敏锐。每一条信息对我都含有不同的意义，我感觉仿佛收到了一个大大的礼物。"结合邮件练习中收到的词汇，梅琳达写道：

大自然于我内在流动

不要犹豫——去飞翔！

一个精美的珍宝

复杂和强大

旋转、平衡

无忧无虑——包围着我

夏日的太阳光辉助我上升

一次美丽的飞翔

挥洒着光辉的蜻蜓保护者

提示

- 不要将你自己的灵性见解强加于来访者。
- 接纳每个人的视角。
- 区分灵性和宗教的不同。
- 将觉察和正念纳入每天的日常练习，不一定要和灵性有关。
- 善意、慈悲、关爱、正直、真实、慷慨和智慧，是我们都可以通达和培养的人类品质。

第十六章
拓展至其他类型的表达性艺术治疗

本书的重点是聚焦取向艺术治疗，而艺术治疗的基础理论体系和方法学，适用于音乐治疗、舞蹈治疗、诗歌治疗、戏剧治疗和心理剧、综合型表达性艺术治疗等。本章简略地介绍一下，如何将聚焦整合进所有的表达性艺术治疗中，以此鼓励大家将体会和聚焦的丰富探索带入艺术治疗领域。

我创造了**聚焦取向表达性艺术治疗**（Focusing-Oriented Expressive Arts Therapy）这个新术语，作为对简德林的聚焦疗法应用于艺术治疗的概括性表达。第六章中所概述的聚焦取向艺术治疗的理念（建立安全感、临在、体验式倾听、艺术性反射、人性化存在、治疗性关系，等等），也都是聚焦取向表达性艺术治疗的基石。聚焦取向艺术治疗着重于将一个体会以画面的形式象征化，而聚焦取向表达性治疗则将象征方式延伸至一个姿势或动作、声音、写作，等等。当来访者通过聚焦获得一个体会，然后看一看是否有一个词语、句子、画面、姿势或声音，像个把手一般契合于这个内在的体会。将体会象征化，是打开通达所有表达性艺术形式的大门：

象征／把手		表达性艺术形式
词语或句子	发展至	一首诗歌或创造性写作
画面	发展至	视觉化艺术
姿势	发展至	动作或舞蹈
声音	发展至	音乐或声音探索

简德林对心理治疗无比珍贵的贡献之一，便是他提出的"工作的途径"（working on the avenues），我相信这对表达性艺术治疗师来说也是非常重要的一个概念。简德林认为，尽管各式各样取向的心理治疗都有各自不同的理

论体系（比如弗洛伊德、荣格、格式塔、人本主义、认知、行为和超个人学派），透过理论却能找到共同的"途径"，例如"……联想、角色扮演、词汇、认知信念、记忆、感觉、情绪宣泄、人际互动、梦、舞蹈/移动、肌肉活动、习惯性行为"（p.170）。虽然弗洛伊德和荣格学派治疗师有不同的思路来处理梦，但他们都采用联想这一途径。艺术治疗师也通过想象这个途径来工作。瑜伽、太极和生物能量学治疗则在身体层面工作，还有舞蹈/移动治疗也需要身体。虽然理论和方法不同，但每一个途径都起到了特定的助益。比如，认知行为治疗通过思想的途径，能有效地处理扭曲的认知和信念。艺术治疗、引导式想象和梦的工作，则在想象这个途径上处理病患的问题——如有关自我认识的意象、设想目标或探索梦的象征性画面。舞蹈/移动治疗、瑜伽、太极、生物能量学、感觉运动疗法，则着眼于身体的层面，能有效地帮助来访者扎根（grounding）、发展身—心的整合、经由身体探索情绪。

我们也可以来看一看，表达性艺术治疗师所运用的不同途径：可视化艺术的画面途径、音乐治疗的听觉途径、诗歌和写作的语言途径、舞蹈和创造性移动的身体途径、戏剧治疗的综合途径。每一个途径都能提供其他途径所不具有的东西。而"体会"（felt sense）则铺设出通向一个途径和连接两个途径之间的道路。简德林阐明了这个过程：

> 如果我们思考一下对来访者体会的工作，就能发现所有的途径都是推动体会向前的方法……既然任何一个途径都能导向一个体会，任何其他的途径都能推动体会向前，体会便也成为不同途径之间的连接点。（1996，p.171）

综合型表达性艺术治疗师专注于了解每一个途径，评估何时采用某一种途径（艺术形式），何时则需要转移到另一种表达性艺术形态。治疗师的技术、训练、偏好和直觉，结合来访者的喜好、开放度和阻抗，能帮助治疗师决定采取哪种艺术形态。而且，对体会的了解有助于决定选择何种表达性艺术治疗形态——同调于来访者的感觉体验。例如，在一次进入聚焦的过程中，马克，一位来自治疗中心的门诊病人，感觉到在他的身体里有一个很沉重的体会。契合于他这个体会的把手/象征，是一棵哭泣的柳树。很自然地，他通过可视化艺术来表达他的这棵哭泣的柳树（可视化画面很顺利地转化成艺术）。他的体会赋予途径以特征，从而让表达性艺术治疗形态很自然地被选择。马克画完了哭泣的柳树之后，他能够聚焦去获得有关这张画作的体会，或看一看画完之后自己的感受。这个时候，当马克在聚焦，他的内在有了悲伤的体会，而短语"恩典中的悲伤"作为体会的把手/象征而产生。这个短语可以发展成一首诗或一个自由的写作，甚至能被创作成一首歌曲。体会就像离合器一样，能将挡位（途径）从一种表达性艺术转换成另一种形态——此个案中便是从画面变成语言。简德林说过，"我们对很多途径的敏感，能促使我们随时调整，以便对每一个个案错综复杂的状况做出独特的回应。"（1996，p.171）。这也是综合型表达性治疗（Knill，2004）和创造性连接疗法（Natalie Roger，1993）的核心概念。深度地讲解每一个表达性艺术形态和如何将聚焦整合进来，已然超出了本书的范围，接下去我所介绍的，就当是播下种子一般，作为对大家继续将聚焦应用于表达性艺术的鼓励。

腾出空间：

- **移动**：用围巾或球代表感觉"一切安好"之路上那些困扰自己的问题；做真实的、创造性的移动，表达"一切安好之地"。

- **音乐**：聚焦并获得体会，看看是否有一种声音像把手一般，很契合于去描绘感觉"一切安好"之路上的障碍。用人声、乐器或其他声音资源，将它们放置于一旁。然后去获得"一切安好之地"的体会，并通过声音或音乐去表达出来。

● 戏剧／心理剧 *：这个练习让团体成员或象征物品进行角色扮演。

1. 腾出空间：个案选择团体成员或物品，代表"一切安好之地"，并将它放置于房间中央。接着，个案去感知一下通向"一切安好"的道路上到底有什么，获得有关这个困扰的体会，看看是否能选择团体成员，象征性地扮演这个体会。首先，个案通过示范姿势、动作和声音（一个句子），把体会象征化——然后把她们（角色扮演者）放在离"一切安好之地"一定距离之外的位置。个案示范完后，角色扮演者模仿他／她的姿势、动作和句子。

2. 背景感觉：个案进入内在感知一下，是否有一种背景感觉的存在（一种时常存在的感觉，比如经常感到疲倦，或总是感到抑郁），获得有关背景感觉的体会，让团体成员扮演它。和步骤 1 一样，个案先示范背景感觉的姿势、动作和声音（一个句子）。然后，被选中的团体成员模仿个案所示范的内容进行角色扮演。背景感觉可以绕着个案转。

3. "一切安好之地"和问题以及背景感觉之间的对话：通过角色扮演，让问题对"一切安好之地"说话，或反过来进行沟通。

4. 叩问和接收：以聚焦的方式叩问个案，通过相关的问题探索解决方法；比如"是什么在阻碍这个问题的解决？""需要什么？""完全被疗愈将会是怎样的？"当个案听到内在的答案，治疗师可以引导她们，通过角色扮演的方式，塑型这些想法。

● 写作：将感觉"一切安好"所需的内容，写在纸上，装进篮筐或信封。写一个关于"一切安好之地"的故事或诗歌。

---

* 这个练习的创意，是由我所教授的聚焦和表达性艺术治疗课程的团体一起研发的。在此感谢 Amanda Beck, Eric Beeman, Nancy Beardall, Terry Bond, Melanie Browndorf, Julie Casella, Amy Corral, Robin Maggio Dawkins, Beth Hackler, Ellen Jackson, Matt Kraus, Lauren Lavoie, Laurie Moskowitz-Corrois, Kristy Rapp, Aleta Robison, Shannon Smith.

将聚焦整合进表达性艺术治疗的时机：连接体会可以发生在一次治疗会谈当中的不同时刻：在治疗的一开始，便可以看看身体中有什么是需要被关注的；在艺术治疗进程中，确定艺术形态时、转换艺术形态时、连接上身体的智慧与之对话时：在治疗结尾，扎根、深入、延展、转换或容纳体验之时。具体请参见第六章中的将聚焦整合进艺术治疗的时机。

第四部分

聚焦取向艺术治疗练习

Focusing-Oriented Art
Therapy Exercises

第十七章
引导式练习

个人和团体

练习 17.1 "我是谁？"拼贴画

艺术：创作一张拼贴画，表达你是谁。

材料：杂志或剪报，剪刀，胶水，纸或盒子。

目标：自我认同或与他人分享自我。

引导式聚焦：请做几个深深的呼吸，进入你的身体。感觉地面和椅子对你的支撑（通过你临床上的经验判断，建议个案是睁开眼睛还是闭上）。跟随你的注意力到达你身体的内在……温柔而友好地问一声，"我是谁？"等待……看看什么会出现……也许是你在生命中扮演的不同角色……或许是你在家庭中的角色……你的工作……兴趣爱好……你所喜欢的东西……你不喜欢的……只是去接受任何呈现的内容。当你准备好了，让你的注意力回到这里来……伸展一下身体……（如果你的眼睛是闭着的，慢慢地睁开）然后看看所有的拼贴画材料，找到契合于"你是谁"体会的画面或词语。收集你所需要的材料……根据你的体会，创作出"我是谁？"的拼贴画。

练习 17.2 吸引我的十样东西的拼贴画

艺术：创作出一张拼贴画，由很吸引你的十样东西的图画和词语组合而成。

材料：杂志或剪报，剪刀，胶水，纸或盒子。

目标：自我认同或与他人分享自我。

引导式聚焦：（以扎根、归于中心、正念呼吸开始）当你看着这些杂志的图片和词语，在你的身体内感觉一下，哪些图片吸引了你。剪下图片（如果已经是剪下来的，将那些吸引你的图片收集在一起。）当你有了十张图片，倾听一下你的体会，然后创作出拼贴画。

练习 17.3　内在 / 外在的我

艺术：制作一个有关自己的盒子或包，代表你呈现给别人的自己和藏在心底的自己。包括你想慢慢走向外在世界的内在自我部分。

材料：杂志，剪刀，胶水，一个盒子或纸包。

目标：去了解自我的哪些部分被保存于内在，而哪些部分呈现给他人；明确自己改变的欲望。

引导式聚焦：（以扎根、归于中心、正念呼吸开始）让你的注意力随着你的呼吸，进出于你的身体……（暂停）……现在我邀请你去觉察，你呈现给他人的自我，还有你更保存于内在的自我，或只呈现给你非常亲近之人的自我。允许那些有关你如何将自己呈现给别人的画面、想象和记忆浮现。。你想让他们看见你的什么呢？……你是如何被理解的？……你希望别人看到你外在的什么呢？……花一点时间和这些内容在一起……问一问你的内在，"我呈现给别人看的自己，它的整体感觉是怎样的？……看看是否有一个画面很契合于这个内在体会……它可能是色彩、形状等。现在，花一点时间来关注一下内在的一个空间，这个部位你更多地留给你自己，或只呈现给一个、两个或极少数的人……也可能是某些东西或存在的方式，你不确定如何呈现给他人……陪伴一下它们……看看是否有一个画面，很契合于描绘这个内在的领域……或者也可以是词汇、颜色、形状。现在，再核对一下另一个内容……你是否有一直保存于内在，而想要呈现给外在世界的部分？……是在现在或不久的将来？保持等待，看看是否有什么东西涌现。如果有一个或更多的内容出现，与你身体的体会做一下核对……如果现在将这个部分呈现于外在世界，你身体的体会感觉如何呢？只是去注意和接受身体所提供的答案。当你准备好了，睁开双眼，回到这个房间。用包或盒子象征外在和内在世界。关于外在世界，请使用艺术材料（画画或拼贴），去表达有关呈现给他人的"你"的体会；关于内在世界，用艺术材料去表达只呈现给自己或少数亲近之人的自我部分。如果有你想要移向外部世界的内在的部分，就把它装进塑料袋子。你可以把塑料袋子放在盒子或纸包中，然后再把它取出来，探索一下你要如何将它呈现于外部，并要把它放置于哪里（与团体分享这个探索的过程）。

练习 17.4　目前我如何看待自己 / 我希望如何看待自己

艺术：画画或制作拼贴画，有关目前你如何看待自己和你希望如何看待自己。

材料：绘画材料（油画笔、彩色粉笔、记号笔）或拼贴画材料（杂志、剪刀、胶水、纸）。

目标：自我印象；确定生命正向改变的目标和步伐。

引导式聚焦：（以扎根、归于中心、正念呼吸开始）请对自己保持更多的觉察……此时此刻，你在自己生命发展历程的哪里……你在做什么……你对目前的自己感觉如何……看见自己的力量……还有那些让你感觉很好的东西……以及让你感到不太好的东西……看看，是否有一个画面、形状或色彩，像一个把手契合于这个内在的体会。检查一下它是否感觉准确。如果不够精确，就请一个新的画面呈现。现在去觉知一下，你希望如何感受自己。通过想象去感觉这个期待中的自己……当你这样感觉自己的时候，你身体里的体会是怎样的？看看是否有一个画面、形状或色彩，像把手一般契合于这个内在体会，并检查一下这个体会的准确度。当你有了这个体会，友好地问问它，"你对自己的感觉和你期待中对自己的感知，这二者之间存在着什么？"花一点时间，让答案呈现。促进第一个体会到第二个体会的转变，需要什么？（暂停）当你准备好了，问一问，"朝向正确方向前行，需要迈出的一小步是怎样的？"准备就绪后，用这些艺术材料去创作出这两个画面——有关体会转变所需的和前进的一小步。

练习 17.5　我如何看待自己／别人如何看待我

艺术：画画或制作拼贴画，关于目前你如何看待自己，和别人如何看待你。

材料：纸、绘画或拼贴画材料。

目标：自我认知；明确方向。

引导式聚焦：（以扎根、归于中心、正念呼吸开始）请对自己保持更多的觉察……此时此刻，你在自己生命发展历程的哪里……你在做什么……你对目前的自己感觉如何……看见自己的力量……还有那些让你感觉很好的东西……以及让你感到不太好的东西……看看，是否有一个画面、形状或色彩，像一个把手契合于这个内在的体会。检查一下它是否感觉准确。如果不够精确，就请一个新的画面呈现。现在去感知一下，在你的想象中，别人是如何看待你的……当你这样想象的时候，你身体里的体会是怎样的？看看是否有一个画面、形状或色彩，像把手一般契合于这个内在体会，并检查一下这个把手的准确度。当你准备好之后，请用这些艺术材料去表达这两个体会。在分享的过程中，很有趣的是，你会发现自我认知和他人的视角之间的相似和不同。

练习 17.6　社会原子图

艺术：用艺术的方式制作一个社会原子图，去描绘你和生命中重要关系的亲密度和距离。社会原子图源自 Jacob Moreno 的心理剧工作（1983 年）（注意：社会原子图可以是关于家庭、朋友、合作者的；也可以是关于团体的，比如匿名戒酒协会、教堂、读书会、宠物协会。你需要决定探索哪一种社会关系对每次的治疗情景是最适当的）。

材料：绘画材料，各种颜色的材料，陶土，手工材料（如纽扣、羽毛、细绳、纱线。）

目标：探索人际关系中的自己；探索和他人关系中的丧失和未完成的问题；探索支持系统。

引导式聚焦：请做几个深深的呼吸，进入你的身体。感觉到地板和椅子对你的支撑（通过临床经验去判断，建议个案睁开眼睛还是闭眼。）现在我邀请你去觉察一下，那些对你很有意义的人们、团体和宠物（如果你愿意）。他们可以是还活着的，也可以是已经去世的。一旦有一个人、团体或动物呈现时，在你的身体里去感知它们，每一次感知一个对象。这个人、团体或动物，带给你的整体感觉是怎样的？花一点时间去感知每一个对象带给你的体会，看一看是否有一种颜色、形状或画面，像把手一般契合于这个内在的体会（暂停）。然后问一问，"我的社会原子图，带给我的整体感觉是怎样的？"去感知一下，你和每一个对象是亲近的，还是有距离的。当你准备好了，请将注意力带回到这里……伸展一下身体……（如果你是闭着眼睛的，请慢慢地睁开双眼）。现在用这些艺术材料，去创作出你的社会原子图。先从创作代表你自己的内容开始，将它放在正中间的位置。然后再去制作代表其他对象的内容。你可以画出来，也可以使用其他的艺术材料。如果你采用可移动的物体，就可以尝试将它们放置于你和其他对象的关系中的某些位置。在最后确定之前，你可以移动它们。没有所谓的正确的方式。也许你们中的有些人喜欢画出来。请信任你自己的体会。

社会原子图的变化：创作一个有关团体中成员们的社会原子图；绘制人生发展历程中，一些重要的生命阶段的社会原子图（Lyn 1978）；制作你目前的社会原子图和你所期待的社会原子图。

练习 17.7　目前我在团体中感觉如何／我希望感觉如何

艺术：创作两个体会的画面，即目前我在团体中的感觉和我希望感觉如何

材料：油画笔、记号笔、彩色粉笔、纸。也可选纱、线、小物件。

目标：探索一个人与团体的关系，为有意愿的改变负起责任。

引导式聚焦：（以扎根、归于中心、正念呼吸开始）花一点时间，去觉察你在团体中的感觉如何。回忆一下当你刚进入团体时的感觉，当时，你的愿望、期待……恐惧？留意身体里任何感觉安全的地方……那些让你感到安全、不安全……或两种感觉都没有的其他成员

（暂停）。想象你在看一部电影，能看见过去直到现在你在团体中经历的重点（暂停）。关注一下你在团体中的什么位置。将你的注意力转向内在，问一下，"我在团体中经验的整体感觉是怎样的？"（暂停）。看看是否有一个画面（或词汇、句子、姿势或声音）像一个把手般，恰好契合于去描绘这个内在的体会……和你的身体确认一下，这个把手或象征是否准确……如果不是很准确，便请它离开，邀请一个新的画面呈现（暂停）。当你准备好了，把之前的体会呼出身体，想象一下，你和团体建立你希望的关系，将会是怎样的体会。对任何到来的感受保持友好。看看是否有一个画面（或词汇、句子、姿势或声音），像一个把手一样正好契合于去描绘这个新的内在体会……和你的身体确认一下，这个把手或象征是否准确……如果不是很准确，便请它离开，邀请一个新的画面呈现（暂停）……（可供选择的：接下来的问题可以被整合进引导式聚焦练习，或让个案继续艺术创作，然后通过写作来回答这些问题。）现在，问一下自己，"在我所期望的感觉和我真实的感觉之间，到底有什么不同？"（暂停）。现在再问一下，"我需要什么？"（暂停）。"在通往正确方向的路上，好的一小步是怎样的？"当你准备好了，感知一下自己正身处于这个房间，温和地睁开双眼，然后画出有关你在团体中体会的画面，和你所期望的体会的画面，以及有关刚才那三个问题的画面。

练习 17.8　资源工具箱

艺术：用一个盒子或容器，做一个工具箱，箱子里装着自我关爱的工具和资源。用有关体会的词汇和画面来装饰这个工具箱。

目标：将治疗中所收获和习得的内容，带入一个人的日常生活。

材料：盒子或其他箱子、纸、装饰性材料，比如珠子、羽毛、小金属片等。

引导式聚焦：（以扎根、归于中心、正念呼吸开始）花一些时间，有意识地觉察一下，那些你在治疗中或团体里收获的技术和资源。问问自己的内在，"我希望带着什么回到我的日常生活呢？"感知一下每一个资源，看看是否有契合的画面呈现……或颜色、形状、文字。再感觉一下，拥有这些资源，你身体的内在体会是怎样的。用这些有关体会的画面，创作出一个资源箱。

健康

练习17.9　目前我的健康状况如何／我希望它是怎样的

艺术：创作一个关于目前你的健康状况和你希望它如何的视觉化艺术作品。

材料：纸、绘画和拼贴画材料。

目标：个人健康评估；创造对健康状态的设想；确认获得理想健康状况的障碍，和朝向它发展的计划。

引导式聚焦：请做几个深呼吸，进入你的身体。感觉到地面和椅子对你的支撑（通过临床经验去判断，建议个案睁开眼睛还是闭眼）。我们将花一点时间，去聚焦于你的健康问题……目前它是怎样的，你希望它如何。将你的注意力转向内在，就好像你的身体里有一盏探照灯……以友好的态度问一问，"目前我的健康状况如何？"耐心等待……去感知你身体的能量，紧张和压力的部位，还有不舒服或疼痛的地方……放松的部位……有活力的……无论有什么在你身体里。看看是否有一个画面、颜色或形状，像把手一般契合于描绘你健康感受的内在体会。和你的身体确认一下，这个象征化的把手是否准确。如果不精确，让它离开，邀请新的画面或颜色呈现……现在呼气。吸气，吸入新的生命。现在想象一下，当你拥有你所期待的健康状况，你身体的感觉是怎样的。形象化地、动感地去体验——活力、能量、轻松，所有这些你希望具备的健康状态……就好像你现在已经拥有了。看看是否有一个画面、颜色或形状，很契合于去描绘这种体会。和你的身体核对一下，这个象征是否准确。如果不精确，让它离开，邀请来自身体体会的新画面或颜色呈现……当你已经有了这个新的把手，友好地问一问，"在这两个有关体会的画面之间，存在着什么呢？……在我目前的和我希望的健康状态之间？"耐心地等待答案的到来。问一下内在，"从第一个到第二个画面的转变，需要什么呢？"（暂停）。也许你还想问另一个问题，"朝向正确方向的一小步是怎样的？"聆听答案的产生。当你准备好了，将你的注意力带回到这里，伸展一下身体，如果你是闭着眼睛的，那么慢慢地睁开双眼。用这些艺术材料，去创作出这两幅画面，还有从第一幅画转变到第二幅所需要的内容，以及有关那一小步的画面。

练习 17.10 **目前我如何花费我的时间／我希望自己如何花费时间**

艺术：创作两个圆图，描绘目前你如何花费时间和你希望如何花费时间。将圆图分割成不同的部分，每个部分的大小，和你花费在相应活动上的时间多少相匹配。

材料：两个大的圆圈；画画材料。

目标：确认生活方式中的问题和改变的计划。

引导式聚焦：请做几个深呼吸，进入你的身体（通过临床经验去判断，建议个案睁开眼睛还是闭眼）。我邀请你关注一下，目前你的时间分配方式和你期望如何分配时间，去获得更好的健康状态和时间管理。首先，回顾你如何花费自己的时间……在家……看电视、独处、和其他人在一起……你的饮食时间或不吃饭的时候……你吃的饮食种类……你阅读吗？……锻炼身体吗？……如果你有工作，它的形式是怎样的？看一下所有这些你花费时间的方式……将你的注意力带入身体，问一问，"我花费时间的方式，带给我的整体感受是怎样的？"看看是否有一个画面很象征地描绘了这个内在体会。当你有了这个象征性的画面，再想象一下你希望自己如何分配时间，以便获得更好的身体状况和时间管理。画面会如何改变？……感知一下，想象中新的生活方式，在身体里的感觉是怎样的？看看是否有一个画面，很契合于去描绘这个内在体会。当你已经有了这个象征性的画面，问一下自己，"在我和新生活方式之间，存在着什么障碍？"耐心的倾听。问一下，"达到新生活方式这个目标需要什么呢？"然后再接着问，"这个星期我能做点什么，来获得健康的状态和满意的时间管理呢？"当你准备好了，将你的注意力带回到这个房间，如果你是闭着眼睛的，请睁开双眼。去制作两个"圆圈"图案——一个是表达目前你如何分配时间的，包括代表特定生活内容的分割块的比例……另一个圆图代表你希望自己如何分配时间。然后在两者之间找到一个位置，放上代表你这周想采取的一小步行动的内容。

创伤

阶段1：创造安全感的练习

练习17.11　安全空间

艺术：用艺术性的方式创造一个代表安全的空间。

材料：纸和绘画材料。

目标：创建内在的安全感；创造一个形象化的能提示安全感的艺术作品，以便用于当时和将来的治疗。

引导式聚焦：（以扎根、归于中心、正念呼吸开始）想象一个能带给你安全感的地方。它可能是一个你已经知道的地方……或者是一个你在想象中创造的地方。将这个地方介绍给你自己——画面、色彩、声音或寂静的、温度、有关它的整体感觉。在你的身体内在感知这个安全感带来的整体感受……这种安全感于你的身体内在是怎样的一种整体感觉？看看是否有一个画面、词语或句子，能描述这个空间。用艺术材料去创作出这个安全空间所带给你的体会的画面。

练习17.12　个人界线

艺术：创作一个自画像，并描绘你的个人界线。

材料：杂志、人像图片、一个人或人形的轮廓；绘画材料。

目标：通过对身体和个体界线的觉察，来壮大自我感。

引导式聚焦：（以扎根、归于中心、正念呼吸开始）开始去觉察你的身体，你在这个房间中的位置，感知一下你和别人之间需要多大的空间才会让你感到安全……或者感觉更放松一些。将代表你自己的人像/图片，用胶水固定到一张纸上。这个人像/图片可以是来自于拼贴画、照片、或一个人的轮廓像。用颜色和线条，在代表你的人像周围画上让你感觉到更安全或更舒适的个人边界线。

阶段 2： 回顾和哀悼的练习

练习 17.13　确认问题和获得体会

艺术：创作一个代表你正承受着的问题的艺术作品，将它们放在一个位置，和象征安全空间的作品之间保持适当的距离。

材料：图画用纸、拼贴画材料、珠子、绘画材料、黏土——根据人数准备。

目标：确认问题，并将它放置于感觉可管理的距离之外；增强自我去和问题工作。

引导式聚焦：（以扎根、归于中心、正念呼吸开始）想象一个你自己的安全空间。觉知一下有关它的画面、颜色和形状……然后用艺术材料去创作出这个安全空间……现在，以你感觉合适或安全的方式，去确认自己的问题。并用艺术材料去表达每一个问题，然后将它们放在和"安全空间"有恰当距离的地方。你可以用任何一种艺术材料，去表达你内在所面临的问题：你可以将象征每个问题的画面画出来，或者用文字的方式将它们写在纸上；你也可以把纸撕或剪成不同形状，代表你的每一个问题；或者你可以用黏土、珠子或其他手工物品，将你的问题象征化……当你准备好了，把这些物品或纸放在"安全空间"的适当距离之外……做完之后，和你的内在感觉核对一下，这些问题所放的位置是否准确，并关注一下身体内在感觉如何。

练习 17.14　曼陀罗：我对创伤的感觉

注意：这个练习只能用于那些已经建立安全感和整合感的个人或团体。

艺术：创作一个曼陀罗来抱持住创伤带给你的感觉。

材料：先前画好的曼陀罗或硬纸板制的比萨饼底盘；绘画材料；拼贴画材料。

目标：曼陀罗提供一个安全的容器，以抱持住创伤体验，曼陀罗的圆形能成为创伤感觉的容器和边界，而同时它又能传递整体和整合的原型意识。

引导式聚焦：（以扎根、归于中心、正念呼吸开始）请对创伤的感觉保持觉知。关注体会。看看是否有任何颜色、形状、画面契合于这个内在体会。想象一个圆圈、一个曼陀罗能很安全地抱持住这个体验。觉察一下在这个圆圈之外，是否有什么能增加更多的安全感和对创伤体验的抱持。从圆圈外围开始，增加颜色、形状或纹路，强化圆圈的力量。当圆圈变得更扎实和强大了，再将你的体会移向圆圈内的创伤部分。在圆圈之外增加有关体会的画面，用以支持和疗愈创伤。

阶段 3：和日常生活重建连接之练习

参见练习 17.8 资源工具箱

灵性

练习 17.15　灵性生命线

注意：这个练习适合那些高功能的来访者，他们需要足够的安全感去回顾自己的童年和青少年时期。

艺术：创作一个有关你灵性体验的生命线。

材料：探索过去和当前灵性体验带来的影响，以及对未来的期许。

　　引导式聚焦：请做几个深呼吸，进入你的身体。感觉地面和椅子对你的支持（通过临床经验去判断，建议个案睁开眼睛还是闭眼）。伴随你的呼吸，我邀请去探索生命当中的灵性体验。当你充分地感觉到来自地面、地球和天空的支持，还有你的呼吸进入和出离你的身体，我请你回到当你还是一个孩子的时候。花一点时间反思一下，作为一个孩子的你所拥有过的任何的灵性体验。这个体验也许和你的宗教背景有关，或者与此无关。也可能是在大自然当中的灵性感受……或者是在秋千上的摆荡……望着满天星斗的夜空……落日……或是一朵花……或你感觉到和生命中更广大内容有连接的时刻……或和宇宙产生连接的时刻……如果你没有回忆起孩童时代的灵性感受，没有关系。仅仅知道这一点……创造一个欢迎的空间……将你的注意力转向身体内在，问一问，"这个灵性体验带给我的整体感受是什么（如果你有一个或更多的灵性体验）？"看看是否有一个画面可捕捉到这个体会……核对一下这个画面是否准确……现在让它暂时离开……然后前进到你的青少年时期……回忆一下作为一个十几岁的青少年，是否有一些灵性体验的时刻……和宇宙的连接……和大自然……和上帝……（暂停）。信任所浮现的任何内容……检查一下这个体会是否准确……现在让它暂时离开……再前行到你的成年时期……回忆你作为成年人的体验，看看是否有任何具有灵性体验的时刻……感觉一下成年期出现的灵性体验的整体体会……看看是否有一个画面很象征性地契合于这个内在体会。现在，让你的想象进入未来……想象一下，你生命中的灵性体验正是你期望的方式……和你自己……和别人……在大自然中……或任何它能为你效力的地方……若你的灵性体验正是你所期望的那样，它带给你身体的感觉是怎样的？……看看是否有一个画面、颜色、形状契合于这个内在体会……检查一下它是否准确。当你准备好了，让你的注意力回到这个房间，伸展一下身体，如果你是闭着眼睛的，请睁开双眼。画一条生命线，去表达贯穿于你生命的灵性体验。这条线可以起始于画纸的顶端或底端，向上或向下移动，表达灵性经历带来的体会。你可以用画面、象征物、颜色和形状装饰这条生命线，来表达从你的孩童时代到青少年、成年乃至未来，不同时刻所拥有的不同体会。

练习 17.16　**目前我的灵性状态 / 我希望它是怎样的**

艺术：通过绘画去表达，目前我的灵性状态，我希望它是怎样的，如何能转变到另一种状态。

材料：画纸、绘画材料。

目标：为灵性成长确立目标，以及如何通过行动达到目标。

引导式聚焦：请做几个深呼吸，进入你的身体。感觉地面和椅子对你的支持。（通过临床经验去判断，建议个案睁开眼睛还是闭眼。）我们即将花一点时间去反思一下，目前你的灵性发展状态，和你希望它是怎样的。让你的内在跟随你的呼吸。去觉察一下你的灵性体验，以及目前它在你的生命中是如何呈现的……你又是如何滋养和培育你的灵性的……无论是通过祈祷、去教堂或寺庙、身处于大自然，还是创作艺术、练习禅坐冥想或行走冥想。或者你的灵性感觉到未被滋养。无论它是怎样的，只是觉察到……接纳它如是的状态。用你的身体感知一下，目前你的灵性感觉如何。看看是否有一个画面或颜色，契合于去描绘这个内在体会。检查一下它是否准确。深深地呼吸，吸进新的生命……现在想象你的灵性被你期望的方式所滋养。向你自己描绘这种状态……看看现在在你的想象中，你是否正在这么做……将你的注意力转向内在，问一问自己，"我的灵性被我期待的方式所滋养，这带给我的整体感受是怎样的？"看看是否有一个画面、颜色、形状，能很象征性地描绘这个内在体会。继续做核对，直到你获得正确的画面……然后问一下自己的内在，"目前我的灵性状态和我希望它如何，这两个体会的画面之间，到底存在着什么？"耐心地等待答案的到来。向内叩问，"从第一个画面转变成第二个画面，需要些什么？（暂停）。也许你还想问另一个问题："朝向正确方向的道路上，接下来一小步是怎样的？"……倾听答案的浮现。当你准备好了，将你的注意力带回到这里……伸展一下身体，如果你是闭着眼睛的，请温柔地睁开双眼。用这些艺术材料，去创作两幅画，有关你需要什么去获得灵性状态的改变，还有接下去那一小步的画面。

练习17.17 行走冥想

艺术：行走冥想之后，用艺术创作方式表达体会。

材料：冥想铃；油画笔、彩色粉笔、画纸；也可选择水粉、丙烯、纱线、羽毛、拼贴画材料。

目标：增强正念；在穿行人生的过程中，练习保持平稳与平和的状态。

引导式聚焦：当冥想铃声响起时，团体带领者邀请成员享受他们的呼吸。然后，带领者介绍行走冥想："随着每一次的呼吸，吸进和呼出，将觉察力带向你的呼吸，还有你的每一次提脚、双足经过的空间、和地面的接触。"节奏要很慢。配合呼吸和双足，可静静地重复短诗和句子：

左脚：吸气，我感知到我正在吸气。

右脚：呼气，我感知到我正在呼气。

经过几次这样的重复后，你可以缩短句子：

左脚：吸，感知吸气。

右脚：呼，感知呼气。

可根据来访者的情况，替换成不同的句子。比如：也许你可以用以下的禅诗，去转化困难的感觉。

左脚：吸气，我觉察到我内在的愤怒。

右脚：呼气，我觉察到愤怒正在离开我。

（情绪感觉也可以是焦虑、恐惧、孤独，等等。）配合这些短句的练习，我们经常会很自然地获得平和与平静的感觉。

左脚：吸气，我感觉平静。

右脚：呼气，我感觉平和。

缩短句子：

左脚：吸，平静。

右脚：呼，平和。

冥想之后的引导式聚焦：请做几个深呼吸，进入你的身体。感觉到地面和椅子对你的支撑（通过临床经验去判断，建议个案睁开眼睛还是闭眼）。跟随你的专注力，深入你的身体，对浮现的任何感受保持友好。问问自己的内在，"这个冥想练习带给我的整体感受是什么？"耐心地等待体会的浮现。看看是否有一个画面（或词汇、句子、姿势或声音）像把手一般，契合于去描绘这个内在体会。检查一下这个象征是否准确。如果不准确，允许新的画面（词语、句子、姿势或声音）呈现。当你准备好了，让你的注意力回到这里……伸展一下身体……（如果你的眼睛是闭着的，请温柔地睁开双眼）。用这些艺术材料，去创作出冥想体验的体会。

伴侣和家庭

练习 17.18　目前我的人际关系／我希望我的人际关系如何

艺术：创作图像表征，你目前人际关系的体会、你希望自己人际关系如何的体会、如何从前一种体会变换到第二种。

材料：纸、绘画材料。

目标：为伴侣和家庭澄清，他们关系中的什么已经不适宜存在了，并获得每个人有关他们希望关系如何的体会。所需强调的问题：通往你所期待的关系状态的道路上，存在怎样的障碍和问题？需要怎样的帮助，才能达到满意的关系状态？伴侣（或家庭成员）拥有相同的还是不同的目标？

引导式聚焦：请做几个深呼吸，进入你的身体。感觉到地面和椅子对你的支撑（通过临床经验去判断，建议个案睁开眼睛还是闭眼）。我们即将探索一下，你对目前的伴侣关系感觉如何，以及你希望它是怎样的。开始向你自己描绘这段关系……最初是什么因素促成了你选择这个伴侣？……这段关系让你感觉很好的是什么？……存在的挑战又是什么？你希望看见怎样的改变？……感知一下目前这段关系带给你的整体感觉。它在你身体里的感觉又是怎样的？注意一下你身体的哪个部分感觉到它。看看是否有一个画面、颜色或形状，很契合于这个体会。和你的身体核对一下，这个画面（颜色或形状）是否准确。如果不精确，请它离开，让新的画面呈现（和来访者确认一下，他们是否决定了继续往前进）。现在，把刚才面对的问题，随着呼吸，呼出体外。想象一下，如果你的重要关系是如你所愿的状态，它看起来是怎样的，感觉起来又是怎样的。让画面、想法和感觉浮现。在你的身体里感知一下，这个理想状态的关系，带给你的整体感觉。看看是否有一个画面、颜色或形状契合于这个内在的体会。检查一下它是否准确……问一问，"我想拥有这样的关系，存在怎样的障碍？"……倾听你的身体给出的答案……再问一下，"我需要什么能让自己获得这种关系？"……"通往正确方向的一小步是怎样的？"……等待答案的到来。当你准备好了，睁开双眼，用这些艺术材料去创作出那两个体会的画面。还包括存在的障碍、需要什么和那一小步的画面。完成画作后，请和其他成员分享。

练习 17.19　我对你的需求是什么／我能提供给你什么

艺术：每个人画第一幅画，关于我对你的需要是什么或我想从家庭中获得什么；分享完第一幅画后，每个人画出自己的体会，关于我能提供给你什么。

材料：纸和绘画材料。

目标：帮助每一个来访者更清楚地确认和分享他们的需求，以及他们希望给伴侣和家庭提供什么。

引导式聚焦：请做几个深呼吸，进入你的身体。感觉到地面和椅子对你的支撑（通过临床经验去判断，建议个案睁开眼睛还是闭眼）。觉察一下，你对伴侣（或家庭）的需求是什么。花一点时间去聆听你内在的需求。想象你坐到了需求的旁边，倾听它们想告诉你的话。感知一下它们带给你的整体感觉。看看是否有一个画面、颜色或形状契合于这个内在的体会……检查一下这个象征（或把手）是否准确。当你准备好了，让你的注意力回到这里……伸展一下身体……（如果你是闭着眼睛的，请温柔地睁开双眼）。然后画出有关需求的体会（分享完第一幅画之后，治疗师邀请来访者们再一次进行聚焦）。……做几个深呼吸，进入你的身体，友好地对待任何浮现的内容。接受你所听到的（关于你的伴侣或家庭成员们的需求），问一下自己的内在，"我希望给予什么呢？"……（暂停）耐心等待答案的出现。关注一下它在你身体里的感觉。看看是否有一个画面（或词语、句子、姿势或声音）像个把手一般，契合于去描绘这个内在的体会。和你的身体核对一下，这个把手是否准确地描绘了你的体会。如果不准确，请它离开，让新的画面（或词语、句子、姿势或声音）出现。当你准备好了，伸展一下身体，如果你是闭着眼睛的，请睁开。然后创作出有关这个体会的画面。并和大家分享你完成的画作。

附录

Appendix

附录 A
督导和自我关照

督导

聚焦取向艺术或表达性艺术治疗的方法，也能很好地运用于临床中的督导工作。作为治疗师，注意你自己的体会是一种很有效的信号，可以引导你探索直觉性的智慧，还有反移情反应。"腾出空间"是很实用的技术，能在你见来访者之前和之后，帮自己归于中心——让你将临床工作留在适当距离之外。聚焦步骤和表达性艺术，可以用来获得对临床情境的洞见，并修通你自己的障碍和阻抗。

建议

- **腾出空间**：每次治疗之前和之后。
- **反移情**：聚焦于来访者；确认问题；获得体会和把手；通过表达性艺术进行象征化的工作；叩问和接收。
- **聚焦问题**：需要什么？有什么样的阻碍？朝向解决目标的好的一小步是怎样的？以艺术化的方式去表达。

自我关照

聚焦取向艺术治疗能用于自我关照或同辈团体。同辈团体可以仅仅是自我关照形式的，也可以结合同辈督导。

建议

- 腾出空间（有或无艺术）：用于归于中心和减压。

- 进入聚焦：我感觉如何？在艺术中将体会象征化。

- 聚焦：什么问题需要被关注？在同辈团体中分配时间。

- 整合倾听、艺术性反馈、言语化回应。

资源

艺术治疗

美国艺术治疗协会（American Art Therapy Association,Inc.）

11160 — C1 South Lakes Drive, Suite 813, Reston, VA 20191

电话：888-290-0878

在其网址可以查阅到各个国家的艺术治疗协会的链接、伦理准则、研究信息和艺术治疗评估技术的使用方法。

艺术治疗资质董事会（Art Therapy Credentials Board）

3 Terrace Way, Suite B, Greensboro

NC 27403-3660

免费电话：877-213-2822

邮址：atcb@nbcc,org

表达性媒体公司（Expressive Media Inc.）

艺术治疗影片和资源。

国际表达性艺术治疗协会（International Expressive Arts Therapy Association）

PO Box 332399

San Francisco, CA 94132

电话：415-522-8959

美国创造性艺术治疗协会联盟（National Coalition of Creative Arts Therapies Associations）

c/o AMTA

8455 Colesville Rd., Ste. 1000

Silver Spring MD, 20910

期刊

Art Therapy, Journal of the American Art Therapy Association.

Inscape, Journal of the British Association of Art Therapists.

The Arts in psychotherapy.

艺术治疗评估的参考书目

Brooke, S. (2004) *A Therapist's Guide to Art Therapy Assessments: Tools of the Trade*. Second edition. Springfield,IL: Charles C. Thomas.

Cohen, B., Hammer, J. and Singer, S. (1988) "The Diagnostic Drawing Series: a systematic approach to arttherapy evaluation and research." *The Arts in Psychotherapy 15*, 1, Special issue: *Assessment in the Creative arts therapies*, 11–21.

Cohen, B., Mills, A. and Kijak, A.K. (1994) "An introduction to the Diagnostic Drawing Series: a standardized tool for diagnostic and clinical use." *Art Therapy 11*, 2, 105–110.

Earwood, C., Fedorko, M. and Holzman, E. (2004) "Screening for aggression using the draw a story assessment." *Art Therapy 21*, 3, 156–162.

Frame, P. (2006) "Assessing a Couple's relationship and compatibility using the MARI® card test and mandala drawings." *Art Therapy 23*, 1, 23–29.

Gantt, L. (2001) "The Formal Elements Art Therapy Scale: a measurement system for global variables in art." *Art Therapy 18*, 1, 50–55.

Hagood, M. (2003) "The use of the Naglieri draw-a-person test of cognitive development: a study with clinical and research implications for art therapists working with children." *Art Therapy 20*, 2, 67–76.

Hays, R.E. and Lyons, S.J. (1981) "Bridge Drawing: a projective technique for assessment in art therapy." *The Arts in Psychotherapy 8*, 3–4, 207–217.

Kaplan, F. (2003) "Art-based assessments." In C. Malchiodi (ed) *Handbook of Art Therapy*. New York: Guilford Press, pp. 25–33.

Oster, G. (2004) *Using Drawings in Assessment and Therapy: A Guide for Mental Health Professionals*. New York: Brunner-Routledge.

Rockwell, P. and Dunham, M. (2006) "The utility of the formal elements art therapy scale in assessment for substance use disorder." *Art Therapy 23*, 3, 104–111.

Silver, R. (1991) *Stimulus Drawings and Techniques: In Therapy, Development, and Assessment*. FL: Albin Press.

Silver, R. (2002) *Three Art Assessments: The Silver Drawing Test of Cognition and Emotion; Draw a Story: Screening for Depression; and Stimulus Drawings and Techniques*. New York: Brunner-Routledge.

Silver, R. (2003) "Cultural differences and similarities in responses to the Silver Drawing Test in the USA, Brazil, Russia, Estonia, Thailand, and Australia." *Art Therapy 20*, 1, 16–20.

艺术治疗历史的参考书目

Hogan, S. (2001). *Healing Arts: The History of Art Therapy in the United States*. London: Jessica Kingsley Publishers.

Junge, M. (1991) *A History of Art Therapy in the United States*. Reston, VA: American Art Therapy Association.

Junge, M. and Wadeson, H. (eds) (2007) *Architects of Art Therapy: Memoirs and Life Stories*. Springfield, IL:

Charles C. Thomas. Waller, D. (1991) *Becoming a Profession: The History of Art Therapy in Britain, 1940–82*. New York: Routledge.

聚焦

聚焦学院（The Focusing Institute）

34 East Lane

Spring Valley

NY 10977

电话：845-362-5222

聚焦学院的网页列出了丰富的信息，包括文章、培训、聚焦取向培训师和治疗师、聚焦伙伴、聚焦交换团体、简德林网上图书馆的链接、书籍、DVDs、录音带，等等。

聚焦和表达性艺术学院（Focusing and Expressive Arts Institute）

Larry Rappaport, PhD, ART-BC, REAT

聚焦资源：Ann Weiser Cornell（Focusing Resources：Ann Weiser Cornell）

国际聚焦取向治疗师协会（International Association for Focusing Oriented Therapists）

相关的心理治疗协会

人本心理学协会（Association of Humanistic Psychology）

存在主义分析协会（The Society for Existential Analysis）

世界以人为中心和体验式心理治疗与咨询协会

（World Association for Person-Centered and Experiential Psychotherapy and Counseling）